Recep Dokuyucu

Sıçanlarda Renal İ/R Sonrası Hepsidin ve Bağımlı Genlerin İncelenmesi

Recep Dokuyucu

Sıçanlarda Renal İ/R Sonrası Hepsidin ve Bağımlı Genlerin İncelenmesi

Türkiye Alim Kitapları

Impressum / Yayınevi adı
Bibliografische Information der Deutschen Nationalbibliothek: Die Deutsche Nationalbibliothek verzeichnet diese Publikation in der Deutschen Nationalbibliografie; detaillierte bibliografische Daten sind im Internet über http://dnb.d-nb.de abrufbar.

Deutsche Nationalbibliothek tarafından yayınlanan bibliyografik bilgiler: Deutsche Nationalbibliothek, bu yayını Deutsche Nationalbibliografie'de listeler; detaylı bibliyografik bilgi İnternet'te http://dnb.d-nb.de sitesinde mevcuttur.

Coverbild / Kitap kapağı resmi: www.ingimage.com

Verlag / Yayıncı:
Türkiye Alim Kitapları
ist ein Imprint der / yayınevinin bir ticari markasıdır
OmniScriptum GmbH & Co. KG
Heinrich-Böcking-Str. 6-8, 66121 Saarbrücken, Deutschland / Almanya
Email / E-posta: info@turkiye-alim-kitaplary.com

Herstellung: siehe letzte Seite /
Basım yeri: son sayfaya bakın
ISBN: 978-3-639-67151-3

SIÇANLARDA RENAL İSKEMİ SONRASI BİYOKİMYASAL PARAMETRELER VE DEMİR METABOLİZMASINDAN SORUMLU HEPSİDİN VE HEPSİDİN BAĞIMLI GENLERİN (*BMP6, GDF-15, HJV*) İNCELENMESİ

I.ÖNSÖZ

Tez çalışmamın baştan sona tüm aşamalarında bilgi, destek ve hoşgörülerini esirgemeyen tez danışmanım Sayın Yrd. Doç. Dr.Tuncer DEMİR'e en kalbî şükran ve teşekkürlerimi sunarım.

Bölüm Başkanımız olmasının ötesinde sabrıyla ve şefkatiyle desteğini her zaman yanımda hissettiğim sevgili hocam Prof. Dr. Cahit BAĞCI'ya ve bölümümüz öğretim üyesi Sayın Yrd. Doç. Dr. Şeniz Demiryürek'e, ayrıca Uzmanlık eğitim sürecince her zaman bana yol gösteren ve bu tezin çalışmaları süresince bilgi, birikimi ve manevi desteğinin yanında hayatımda ayrı bir yeri olan abim saydığım Sayın Doç.Dr. Beyhan Cengiz'e sonsuz teşekkürlerimi sunarım.

Tez çalışmalarımın her aşamasında bilgi ve birikimlerini paylaşıp, her türlü desteği veren Yrd. Doç. Dr. Bülent Göğebakan'a, Prof. Dr. Binnur Erbağcı'ya, Prof. Dr. İbrahim Sarı'ya en içten duygularımla teşekkür ederim.

Tezimin deney çalışmaları sırasında birlikte çalıştığım, yardımlarını her zaman yanımda hissettiğim bölüm arkadaşlarım Davut Sinan Kaplan'a, Mustafa Örkmez'e, A.Yasir Bahar'a, İbrahim Bozgeyik'e ve ayrıca Recep Bayraktar'a tez çalışmam boyunca katkı ve destekleri için teşekkür ederim.

Bugünlere gelmemde büyük emeği olan Sevgili Anneciğim'e
Bugunlerimi keşke görseydi dediğim Canım Babacığım'a
Bütün destekleri için tüm Aileme
Sonsuz Teşekkürler....

II. İÇİNDEKİLER

III. ÖZET

Sıçanlarda Renal İskemi Sonrası Biyokimyasal Parametreler ve Demir Metabolizmasından Sorumlu Hepsidin ve Hepsidin Bağımlı Genlerin (*BMP6, GDF-15, HJV*) İncelenmesi

Dr. Recep DOKUYUCU
Uzmanlık Tezi, Fizyoloji Anabilim Dalı
Tez Danışmanı: Yrd. Doç. Dr. Tuncer DEMİR
Aralık -2012

Amaç: Demir homeostazisinin düzenlemesinde merkezi bir rol üstlenen peptid yapıda küçük bir hormon olan hepsidinin vücut savunmasında, inflamasyonda aracı olarak görev aldığı bulunmuştur. Hepsidinin demir homeostazisi ile anemi ve anemiye sebep olan hastalıklarla olan ilişkisini belirlemek amacıyla myokardial ve karaciğer iskemi/reperfüzyon (İ/R) modelleri üzerinde çalışmalar yapılmıştır, ancak renal i/R modeli üzerinde bir çalışma yapılmamıştır. Çalışmamızda renal İ/R yapılarak serum biyokimyasal belirteçlerin [tam kan sayımı, eritropoetin seviyesi, retikülosit sayımı, demir (Fe), transferrin (Tfr), solubl transferrin reseptörü (sTfR), hepsidin ve IL-6] ölçümü değerlendirilecektir. Günümüzde artış gösteren anemi, renal hastalıklar ve diğer inflamasyonla ilişkili hastalıkların tanı ve tedavisine ışık tutması amacı ile yukarıda ismi geçen parametrelerle birlikte hepsidin bağımlı genlerin (*GDF-15, BMP-6, HJV/HFE2*) ekspresyonları Revers Transkriptaz PCR (RT-PCR) tekniği kullanılarak gösterilmiştir. Ayrıca dokular histopatolojik olarak değerlendirilmiştir.
Gereç ve Yöntem: Çalışma için toplam 20 adet Wistar Albino sıçan eşit olarak 2 gruba ayrıldı. Grup I=kontrol grubu (n: 10), Grup II= İ/R grubu (60 dakika iskemi+48 saat reperfüzyon) (n: 10). 1. grup kontrol grubu olarak planlandı. 2. grupta deneysel olarak sol böbrekte İ/R oluşturulması planlandı. mRNA çalışmasında İ/R yapılacak olan böbreğin cevaplarının gerçek olabilmesi ve genetik farklılıkların göz ardı edilebilmesi için İ/R grubundaki sıçanların referans böbreği olarak iskemi yapılmayan sağ böbreği kullanıldı. Daha sonra 2. gruptaki tüm sıçanların böbreğinden sol renal arterin (İ/R oluşturulan kısım) İ/R alanının çıkarılması planlandı. Aynı şekilde gruplardaki her bir sıçanın sağ renal arter kısmından da normal dokunun alınması planlandı.
Bulgular-Sonuç: Böbrek fonksiyon bozukluğu ve İ/R sonucu biyokimyasal parametlerde yapılan çalışmaların sonuçlarına göre Hgb (p=0.593), RBC (p=0.842), demir (Fe) (p=0.364), Ret % (p=0.402), Tfr (p=0.849), sTfR (p=0.895), Epo (p=0.283), IL-6 (p=0.111) ve hepsidin (p=0.149) değerlerinde yapılan istatistikî analize göre anlamlılık görülmemiştir. Trombosit (p=0.043) değerinde istatistiki olarak anlamlılık görülmüştür ($p<0,05$). Yapılan gen seviyesi sonuçlarına göre İ/R grubunda GDF-15 (p=0,126), BMP-6 (p=0,420) ve Hjv/Hfe2 (p=0,673) genlerinin ekspresyonlarında istatistiksel olarak anlamlılık görülmedi. Histopatolojik sonuçlarımızda, hematoksilen eosin (HE) ile yapılan genel doku değerlendirilmesinde ise kontrol grubu (Grup I) ile İ/R grubunun (Grup II) iskemik ve non-iskemik böbrek skorlaması karşılaştırıldığında İ/R grubundaki böbrek dokusunda hipoksik – iskemik belirtiler anlamlı bulundu. Ayrıca İ/R grubunda iskemi yapılan böbrek ile iskemi yapılmayan böbrek dokusu arasında da hipoksik – iskemik belirtiler anlamlı bulundu.

Anahtar Kelimeler: Renal İskemi/Reperfüzyon, Hepsidin, Solubl Transferrin Reseptörü (sTfR), *BMP-6, GDF-15, HJV/HFE2*

IV. KISALTMALAR

ABY	Akut böbrek yetersizliği
ADH	Anti-diüretik hormon
AT-II	Anjiyotensin
ATN	Akut tübüler nekroz
ATP	Adenozin trifosfat
BMP-6	Bone Morfojenik Protein 6
BMPR	BMP reseptörü
CRP	C-reaktif protein
DCytb	Duodenal sitokrom b
DEA	Demir eksikliği anemisi
DMT1	Divalent metal transporter 1 = Nramp 2 yolu
DNA	Deoksiribonükleik asit
Epo	Eritropoetin
Fe	Demir
Fe^{+2}	Ferröz demir
Fe^{+3}	Ferrik demir
FPN	Ferroportin
GDF-15	Growth Differentiaition Factor 15
GFH	Glomerüler filtrasyon hızı
GPI	Glikozil fosfotidil inozitol
H_2O_2	Hidrojen peroksit
Hamp	Hepsidin transkripsiyonu
HCP-1	Hem taşıyıcı protein-1
HE	Hematoksilen eosin
Heph	Hephaestin
Hgb	Hemoglobin
HIF	Hipoksi ile indüklenen faktör
HJV/HFE2	Hemojuvelin
HO-1	Hem oksijenaz-1
IRE	İron responsive elements
IRP	İron regulatuar protein

JAK	Janus kinaz
KHA	Kronik hastalık anemisi
LEAP-1	Liver expressed antimicrobial peptid
LPS	Lipopolisakkarit
MAPK/ERK	Mitojenle-aktive olan protein kinaz/ hücre dışı sinyalle düzenlenen kinaz
MPO	Myeloperoksidaz
NTBI	Non- transferrin bound iron
PCR	Polimeraz zincir reaksiyonu
PLTR	Putative liver tumor regressor
PMNL	Polimorf nüveli lökositler
RBC	Eritrositler
RE	Retiküloendoteliyal
RNA	Ribonükleik asit
RT-PCR	Revers transkriptaz polimeraz zinzir reaksiyonu
SDBY	Son dönem böbrek yetmezliği
SMAD	Drosophilia protein [MAD] ve C.elegans protein [SMA]'nın kombinasyonu
SOR	Serbest oksijen radikali
STAT3	Sinyal transdüsırları ve transkripsiyon aktivatörü 3
STEAP	Six-transmembran epitelyal antijen prostat protein
sTfR	solubl transferrin reseptörü
Tfr	Transferrin
TGF-beta	Transforme Edici Büyüme Faktörü Beta
TMPRSS6	Transmembrane serine protease 6
TNF	Tümör nekrozis faktör
TSAT	Transferrin satürasyonu
TWSG1	Twisted gastrulation protein 1
USF2	Upstream stimulatory factor 2
ZIP-14	Zrt-Irt-like protein 14

V. TABLO LİSTESİ

VI. ŞEKİL LİSTESİ

VII. RESİM LİSTESİ

1. GİRİŞ VE AMAÇ

Demir, büyüyen ve gelişen bütün canlı organizmalar için esansiyel bir elementtir ve yaşamsal öneme sahiptir. İnsanlarda demirin yaklaşık üçte ikisi hemoglobin yapısında, kalanı miyoglobinde, solunum zinciri enzimlerinde ve hepatik ferritin olarak depo halinde bulunur. Elektron alıp verme özelliği nedeni ile oksijen taşınması (hemoglobin ve miyoglobin), bağışıklık sistemi (nikotinamid adenin dinükleotid, laktoferrin, oksidaz), enerji üretimi (sitokromlar), ribonükleik asit (RNA), deoksiribonükleik asit (DNA) ve protein sentezinde yer alır. Pek çok enzimin yapısı ve fonksiyonu için gereklidir .

Demirin azlığı da fazlalığı da canlı organizmalarda birçok metabolik bozukluğa yol açmaktadır. Bu öneminden dolayı, demir homeostazının düzenlenmesi ve belli seviyelerde tutulması canlı organizmalar için önem arzetmektedir ve demir metabolizmasının tam olarak anlaşılabilmesi için birçok çalışma yapılmıştır. Son yıllarda hücresel düzeyde yeni proteinlerin keşfi ile moleküler kontrol, emilim, depolanma ve organizma demir döngüsünün moleküler yolları ile ilgili demir metobolizmasında çok büyük değişiklikler ve ilerlemeler olmuştur . Yapılan çalışmalar sonucunda, demir hemostazının düzenlenmesinde rol alan yeni moleküllerin tanımlanması ile demir metabolizması hakkında yeni bilgilere ulaşılmıştır. Peptid yapısında küçük bir hormon olan hepsidinin, demir metabolizmasının düzenlenmesinde, vücut savunmasında ve inflamasyonda aracı olarak görev aldığının keşfi ile birlikte demir bağımlı hastalıkların patogenezine ışık tutulmuş ve patofizyolojisine bakış değişmiştir . Hepsidin, çoğunlukla karaciğerden sentez edilir, fakat az da olsa böbreklerden, kalpten, iskelet kasından ve beyinden de sentez edildiği gösterilmiştir. Böbreklerin sadece hepsidin sentezinde rol oynamadığı ayrıca bu peptidin atılmasında da rol oynadığını ileri sürmüşlerdir .

Hepsidin, demir metabolizmasında ana kontrol merkezi konumunda olmasının yanında demir metabolizması ile inflamasyon ve immün sistem arasındaki bağı sağlayan moleküldür. Hepsidin hepatik akut faz proteinidir; akut ve kronik inflamasyonda (IL-6), inflamatuar-enfeksiyöz hastalıklarda, iskemik – hipoksik durumlarda, travma ve malignensilerde miktarı artar. Hepsidin, antibakteriyel ve antifungal etkiye de sahiptir. Hepsidin gibi birçok önemli homeostatik mekanizmalar, duodenumdan aşırı demir emilimini önlemekte ve makrofajlardan demir salınım hızını düzenlemektedir . Demir emiliminin bozulduğu, ihtiyaçtan daha fazla demirin emildiği ve total vücut demirinin normalden 5-10 kat arttığı hemokromatozis gibi aşırı demir yüklenmesi olan hastalıklarda aşırı demir, yaygın organ hasarına yol açmaktadır . Diğer yandan demir miktarının çok olduğu ortamlarda bakteriler hızlı çoğaldığından, aşırı demir yüklenmesi olan hastalar patojenlere karşı savunmasızdır ve demir alımındaki orta dereceli artış bile enfeksiyona karşı vücut direncini azaltmaktadır . Hepsidinin demir homeostazisinde anahtar rol oynamasının keşfinden sonra, hepsidin yapımını etkileyen fizyolojik mekanizmalar (iskemi/reperfüzyon, inflamasyon, vb.) ve genetik yolaklar (BMP6, GDF15, HJV/HEF2, sTfR, FPN, vb.) üzerinde birçok çalışma yapılmıştır.

İskemi ve reperfüzyon (İ/R), kanser yada inflamasyon gibi hemen hemen tüm tıbbi disiplinleri ilgilendiren; klinik yada moleküler birçok basamağı yeterince aydınlatılamamış geniş bir patofizyolojik süreçtir . Bir dokuya yada organa gelen kan akımının azalması veya durmasına iskemi adı verilir. Reperfüzyon ise, iskemi oluşan dokuda enerji ihtiyacının karşılanması ve toksik metabolitlerin uzaklaştırılması için dokuya yada organa kan akımının yeniden başlaması olayıdır . Reperfüzyon, sadece iskemi sonucu oluşan hasara göre doku yada organlarda daha ciddi hasara neden olur . İskemik periyod süresince; dokuda mitokondriyal oksidatif fosforilasyonun değişmesi, adenozin trifosfat (ATP) azalması, hücre içi Ca^{+2} artışı ve hücre iskeleti ile membran fosfolipitlerinin bozulmasına öncülük eden proteaz ve fosfatazların aktive olması sonucu aşırı miktarda serbest oksijen radikali (SOR) oluşarak oksidatif strese neden olur . Reperfüzyon sırasında SOR ve süperoksit radikalleri endotelyal hasar, artmış mikrovasküler permeabilite ve doku ödemine neden olmaktadır . Ayrıca aktive olan adezyon molekülleri ve sitokinler sistemik inflamatuvar yanıtı başlatabilir. Bu yanıtlar İ/R hasarı olarak tanımlanır .

İ/R hasarı, kalp, kas, karaciğer, akciğer, böbrek ve barsaklarda sık rastlanan ve ciddi patolojilere yol açan birçok olaya neden olur . Karaciğer ve böbrek vücutta homeostasisi düzenler ve toksik ürünlerin zararsız hale getirilip atılmasını sağlar . Böbrek veya karaciğer dokusunda oluşan hasar birbirlerini etkileyebilir. İ/R'nin başlangıçta iskemik hasara uğramayan organlar üzerine de yıkıcı etkisi olduğu rapor edilmiştir . Böbrek kan akımının azalması veya durması sonucu oluşan İ/R ile birlikte kan akımının kesildiği bölgede hasar olduğu gibi, uzak organlarda da çeşitli derecelerde hasarlar meydana gelebilmektedir . Karaciğer, renal İ/R tarafından oksidatif stres etkisi altında kalıp hasara uğrayabilir ve karaciğer dokusunda lipid peroksidasyonu artabilir .

İ/R'ye sebep olan hastalıkların hepsidin üretimine ve metabolizmasına olan etkisinin fizyolojik ve genetik mekanizması henüz tam olarak açıklanamamıştır. Bununla birlikte patogenezi tam olarak açıklanamayan böbrekteki İ/R hasarı, klinik önemi ve görülme sıklığı dolayısıyla halen üzerinde yoğun olarak çalışılan bir konudur. Demir eksikliğiyle veya fazlalığıyla seyreden hastalıkları (demir eksikliği anemisi, inflamasyon anemisi, talasemiler, hemokromatozis tipleri, vasküler ve organ nakli cerrahisi vs.) yakından ilgilendiren renal İ/R hasarında, böbreklerde bölgesel kan akımında bozulma, endotelyal/epitelyal disfonksiyon, inflamasyon ve tübüler tıkanıklık gibi fizyopatolojik değişikler meydana gelmektedir . Ek olarak, böbrekten üretilen Eritropoetin seviyelerinin hepsidin transkripsiyonunun (Hamp) kontrolünde rol oynadığı yapılan çalışmalarda gösterilmiştir. Hepsidinin demir homeostazisi ile diğer anemi ve anemiye sebep olan hastalıklarla olan ilişkisini belirlemek amacıyla miyokard ve karaciğer İ/R modelleri üzerinde çalışmalar yapılmıştır, ancak renal İ/R modeli üzerinde herhangi bir çalışma yapılmamıştır.

Bizim çalışmamızda renal İ/R yapılarak böbrek fonksiyon bozukluğu ve yaralanma, serum biyokimyasal belirteçlerin ölçümü (tam kan sayımı, eritropoetin seviyesi, retikülosit sayımı, demir (fe), transferrin, solubl ransferrin reseptörü, hepsidin ve IL-6) değerlendirilecektir. Günümüzde artış gösteren anemi, renal hastalıklar ve diğer inflamasyonla ilişkili hastalıkların tanı ve tedavisine ışık tutması amacı ile yukarıda ismi geçen parametrelerle birlikte hepsidin bağımlı genlerin *(GDF-15, BMP-6, HJV/HFE2)* ekspresyonları Revers Transkriptaz PCR (RT-PCR) tekniği kullanılarak gösterilmiştir. Ayrıca bulgular histopatolojik olarak desteklenmeye çalışılacaktır.

2. GENEL BİLGİLER

2.1. Böbrek Anatomisi ve Fizyolojisi

2.1.1. Böbrek Anatomisi

Böbrekler, karın arka duvarında vertebral kolonun her iki yanında, retroperitoneal olarak yerleşmişlerdir. Üst uçları 12. torakal vertebra üst seviyesine, alt uçları 2. Lomber vertebra alt seviyesine kadar uzanır. Karaciğer nedeni ile sağ böbrek sola göre aşağıdadır. Böbrekler mobil organlardır. Solunumla ve pozisyonla yaklaşık 4 cm. kadar yer değiştirebilirler . Her biri 150-200 gr ağırlığında, 12-13 cm uzunluğunda, 6-7 cm eninde ve 2.5-3 cm derinliğindedir. Böbrekler fasulye şeklinde olup, ön ve arka olmak üzere iki yüzü, orta ve yan olmak üzere iki kenarı, üst ve alt olmak üzere iki de ucu vardır. Böbreği içten dışa doğru kapsula fibrosa (böbreği dıştan saran, ince fakat sağlam fibröz kılıf) kapsula adiposa (kapsula fibrosa'yı dıştan saran yağ tabakası) ve fasya renalis (karın duvarındaki fasia subserosa'nın kapsula adiposa'yı dıştan saran bölüm) olmak üzere üç kılıf sarar. Sağ böbrek üstte sürrenal, üst ve önde karaciğer, hilus seviyesinde duodenum, altta ve lateral kenarda kolon ile sınırlı iken, sol böbrek ise üstte sürrenal bez, önde mide, dalak, pankreas, jejunum, ve desendan kolon ile sınırlandırılmıştır. Her iki böbrek arkada diafragma, kuadratus lumborum ve psoas kaslarına dayanır. Böbrekler içten dışa doğru; fibröz kapsül, perirenal yağ dokusu, Gerota fasyası ve pararenal yağ dokusu ile sarılmıştır. Her bir böbreğin ön ve arka yüzeyleri, iç ve dış kenarları, üst ve alt polleri vardır ve üst polleri alt pole göre orta hatta 1 cm daha yakındır. Dış kenar konkav, iç kenar ise konveks şeklindedir. İç kesimde renal hilus denilen ve içinden renal arter, renal ven, renal pelvis, üreter, lenfatiklerin ve sinirlerin geçtiği bir yarık bulunur. Renal hilus böbrek içinde, 2.5 cm derinliğinde olan ve içinde renal pelvis, renal kaliks, renal damarlar ve sinirler ile değişik miktarlarda yağ dokusunun bulunduğu renal sinüs olarak devam eder . Sol böbrek 11. ve 12. kostalarla komşuluk yaparken, sağ böbrek yalnızca 12. kosta ile komşudur (Şekil 1). Sol böbrek pankreas kuyruğu, kolon, duodenum ve glandula suprarenalis ile komşudur .

Böbrekler karın arka duvarına korpus pararenalis adı verilen yağ dokusu aracılığı ile oturmuşlardır. Gerota fasiyası böbrek kaynaklı patolojik durumları sınırlayan çok önemli bir anatomik bariyerdir. Ayrıca böbrekleri her yönden perinefrik yağ dokusu sarar. Böbrek kısmen renal fasya tarafından tutulur .

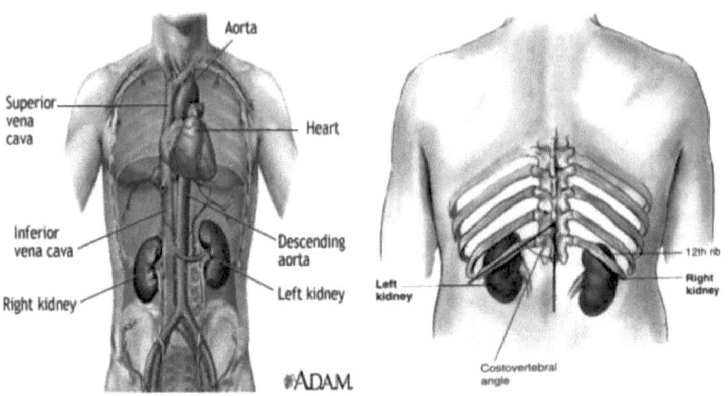

Şekil 1. Böbreklerin önden ve Arkadan görünümü .

2.1.1.1. Böbreğin genel yapısı:

Böbrek, kapsula fibrosa ile sarılmıştır. Bu kapsül bol fibröz lifler, daha az sarı elastik lifler ve çok az da düz kas lifleri içerir. Böbreğin iç tarafında, böbreğe giren ve çıkan damarlardan ve pelvisden meydana gelen topluluğa hilus denir .

Önde: Vena (V.) renalis, Ortada: Arteria (A.) renalis; Arkada: Pelvis renalis

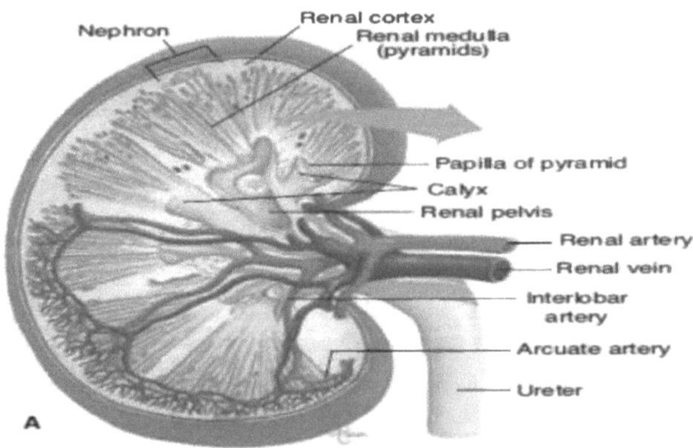

Şekil 2. Böbreğin anatomisi; Önde renal ven, ortada renal arter ve arkada renal pelvis yer almaktadır .

Sinus renalis: Hilus'un merkezi girintisidir. Buraya papilla renalisler açılır. Sinus içinde pelvis renalis 2-3 adet kaliks majoris'e ayrılır. Bunlarda 7-13 tane kaliks minoris'lere ayrılırlar. Bunların her birine bir veya üç papilla renalis açılır. Papillaların çevresindeki kaliks duvarı böbrek kapsülüne yapışıktır. Böbrek içte medulla, dışta korteks'den oluşmuştur.

Medulla: Böbreğin iç kısmıdır. Koni, piramit şeklinde çok sayıda uzantılardan oluşur. Konilerin tabanı kortekse, tepesi hilusa bakar. Koniler birbirlerinden korteksin uzantısı kolumna renalisler ile ayrılır. Sadece tübulusları içerir. 8-18 tane piramitten meydana gelmiştir. Her bir piramid kendini saran korteks bölümü ile birlikte bir böbrek lobunu oluşturur.

Korteks: Piramid'ler arasına kolumna renalis'ler girer. İki piramid basisi arasında kalan, iki kolumnayı birleştiren korteks bölümüne, kapsülü ile birlikte lobus kortikalis denir.

Nefron böbreğin fonksiyonel ünitesidir. Her böbrek yaklaşık olarak bir milyon nefron içerir. Her bir nefron; renal korpuskül (glomerül + bowman kapsülü) + tubulus renalislerden oluşmuştur. Tubulus renalis =Tubulus proksimalis + henle kulpu + tubulus distalis' den oluşmaktadır (Şekil 3) .

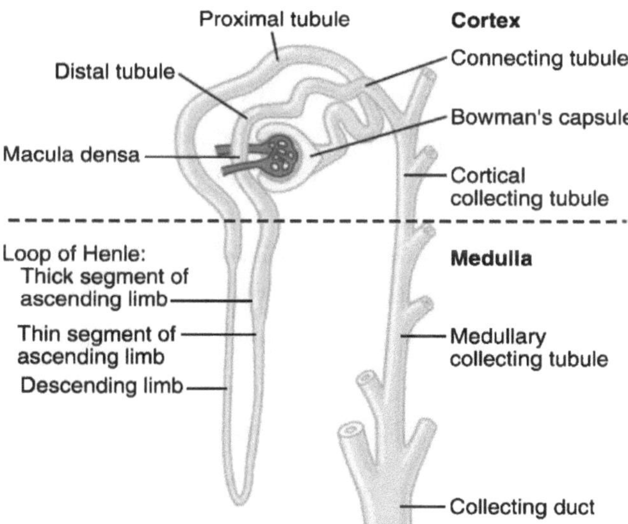

Şekil 3. Nefronun bölümleri .

2.1.1.2. Böbreğin Fizyolojik Anatomisi

İki böbrekte yaklaşık 2.000.000 nefron vardır ve her bir nefron kendi başına idrar yapma yeteneğine sahiptir. Bir nefron temel olarak, sıvının filtre edildiği glomerül ile filtre edilen sıvının böbrek pelvisine akarken idrar niteliklerini kazandığı uzun bir tübulusdan oluşmuştur. Kan afferent arteriyolle glomerüle girer ve efferent arteriyoller ondan ayrılır. Glomerül 50 kadar paralel dala ayrılıp anastomozlar yapan kapillerlerden oluşmuştur. Epitel hücreleri ile döşeli olan kapiller yumak, bowman kapsülü içinde yer alır. Glomerüldeki kan basıncı, bowman kapsülü içine sıvının süzülmesini sağlar. Sıvı buradan da korteksde glomerüllerin yanında yer alan proksimal tübüllere akar. Proksimal tübüllerden sıvı, böbrek kitlesi içine bazen böbrek medullasının dibine kadar uzanan henle kıvrımına geçer. Her bir kıvrım, inen kol ve çıkan kol olmak üzere iki kısımdan oluşur.

Sıvı henle kıvrımından geçtikten sonra proksimal tübül gibi böbrek korteksinde yer alan distal tübüle girer. Korteks düzeyinde 8 kadar tübül birleşerek toplayıcı tübülü oluşturur. Bu tübülün ucu dönerek, tekrar korteksten medullaya doğru aşağıya inip orada toplayıcı kanala dönüşür. Daha sonra toplayıcı kanal, böbrek papillasının ucundan böbrek pelvisine açılır. Bu papillalar, medullanın böbrek kaliksleri içine doğru yaptıkları çıkıntılardan ibarettir. Böbrek pelvisinin girintileri bu kaliksleri oluşturur. Her bir böbrekte bulunan 250 kadar çok geniş toplayıcı kanalın her biri yaklaşık 4000 kadar nefrondan gelen idrarı iletir.

Glomerüler filtrat tübüllerden akarken suyun % 99'u ve içindeki maddelerin değişik miktarları tekrar absorbe olur ve bazı maddelerde tübüllerde sekresyona uğrar. Tübüllerden gelen su ve içindeki erimiş olan maddeler de idrarı oluşturur. Nefronun temel görevi, böbrekten geçerken kan plazmasını istenmeyen maddelerden temizlemek yada arındırmaktır. Arındırılması gerekli maddeler özellikle üre, kreatinin, ürik asit, üratlar gibi metobolizma artıklarıdır. Ayrıca nefronun plazmayı sodyum, potasyum, klorür, hidrojen iyonları gibi vücutta birikme eğilimi gösteren maddelerden arındırma görevi de vardır (Şekil 4).

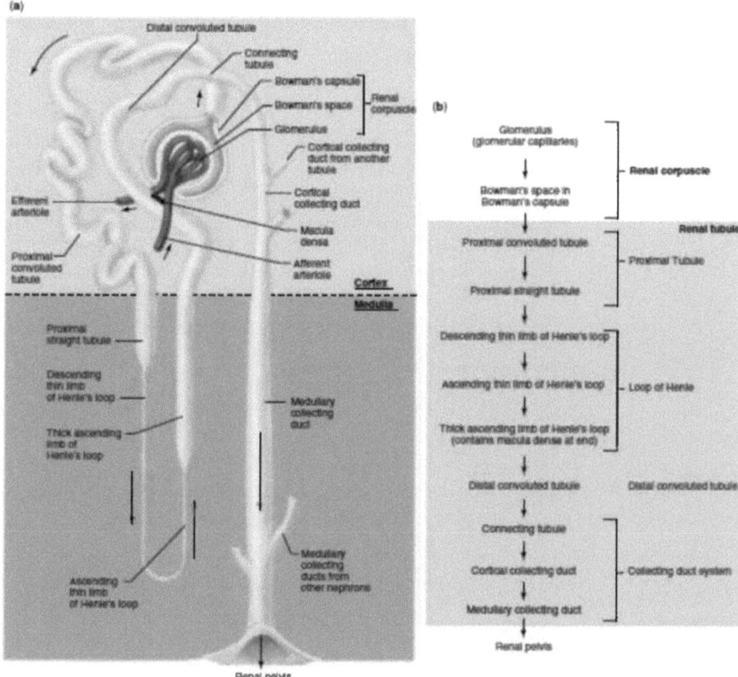

Şekil 4. a) Nefronun anatomik organizasyonu b) Nefronun birbirini izleyen bölümleri .

2.1.1.3. Böbreğin kan dolaşımı

Her böbrek kanı renal arterden alır. Renal arter organa girmeden önce genellikle iki dala ayrılır. Dallardan biri böbreğin ön bölümüne girerken diğeri arka kısma uzanır. Kortikomedüller sınır düzeyinde interlober arterler arkuat arterleri oluşturur. Arkuat arterlerden dik açılarla dallanan interlobüler arterler, böbrek kapsülüne dik şekilde korteks içinde ilerler. Glomerül kapillerine kan taşıyan afferent arteriyoller interlobüler arterlerden ayrılır. Kan buradaki kapillerden geçerek efferent arteriyollere aktarılır. Efferent arteriyoller, proksimal ve distal tübülleri besleyecek ve düşük molekül ağırlıklı maddelerle iyonları dolaşım sistemine taşıyacak olan peritübüler kapiller ağı oluşturmak üzere bir dal verir . Jukstamedüller nefronlarla ilişkili olan efferent arteriyoller ince, uzun kapiller damarları oluşturur. Medullada düz bir yol izleyen ve sonra yeniden kortikomedüller sınıra doğru geriye kıvrılan bu kapiller damarlara vaza rekta yada düz damarlar adı verilir. Glomerülden süzülen kanı taşıyan bu damarlar medullanın beslenmesini ve oksijen ihtiyacını sağlarlar. Dış korteksteki ve böbrek kapsülündeki kapillerler interlobüler venlere boşalan yıldızsı venleri oluşturmak üzere birleşirler.

Venler de arterlerle aynı yolu izler. Kan interlobüler venlerden arkuat venlere ve oradan da interlober venlere akar. İnterlober venler renal veni oluşturmak üzere birleşir, buradan kan böbreği terk eder (Şekil 5).

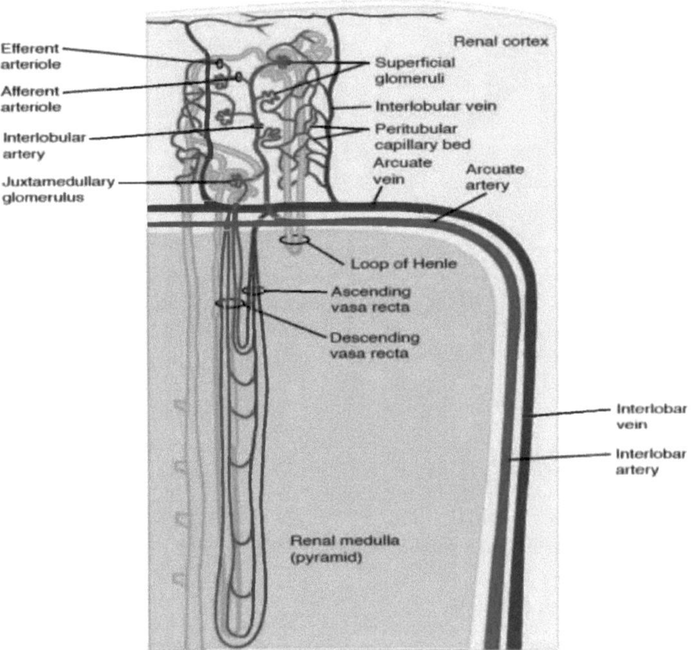

Şekil 5. Böbreğin kan dolaşımı .

2.1.1.4. Böbreğin İnnervasyonu

Böbrekler, otonom sinir sisteminin etkisi altındadır. Sinirleri pleksus renalis adı verilen sinir ağından (T10-12) hilum renalis yolu ile gelirler. Sempatik etki, böbrek damarlarını daraltarak idrar oluşumunu azaltır. Parasempatik liflerin etkisi bilinmemektedir .

2.1.2. Böbreğin Fizyolojisi

Böbrekler filtrasyon, aktif emilim, pasif emilim ve salgılama işlevlerini kapsayan karmaşık bir dizi işlem aracılığı ile iç ortamın kimyasal bileşimini düzenler. Filtrasyon, kan plazması ultrafiltratının oluştuğu glomerülde gerçekleşir. Nefronların temel işlevi, istenmeyen maddeleri plazmadan temizlemektir. Bu işlem için kullanılan mekanizmalar şunlardır:

1) Glomerüler Filtrasyon: Glomerüldeki kanın plazmasının bir bölümü (yaklaşık 1/5 i) glomerüler membrandan filtre edilir.

2) Tübüler Reabsorpsiyon: Filtre edilen sıvı, tübüllerde ilerlerken su ve diğer gerekli maddeler reabsorbe edilir. İstenmeyen maddeler geri emilmez ve idrar oluşumuna katkıda bulunur.

3) Tübüler Sekresyon: Plazmadaki bazı maddeler tübülleri döşeyen epitel hücrelerince doğrudan tübüler sıvı içine sekrete edilir .

İki böbrek dakikada 125 ml filtrat üretir; bu miktarın 124 ml'si emilir ve yalnız 1 ml'si idrar olarak kalikslere salınır. Her 24 saatte ortalama 1500 ml idrar oluşmaktadır. Erişkin bir kişide her iki böbreğe gelen kan dakikada 1,2 – 1,3 litreyi bulur. Bu durum vücutta dolaşan bütün kanın her 4-5 dakikada bir böbrekten geçmesi anlamını taşır. Kanın hidrostatik basıncına yanıt olarak glomerüler filtrat oluşur. Glomerül filtratın kimyasal bileşimi kan plazmasına benzer ancak makromoleküller glomerül duvarını geçemediği için hemen hiç protein içermez. Glomerül kapillerlerinin endotel hücreleri pencerelidir; (70-90 nm çapında) çok sayıda açıklık bulunurken diafram içermezler, bu sayede endotel geçirgenliği artar .

Proksimal kıvrımlı tübüller filtrattaki glukoz ve aminoasitlerin tümünü, suyun ve sodyum klorürün % 85'ini ve ayrıca fosfat ve kalsiyumu emer. Bütün bunlara ek olarak proksimal kıvrımlı tübüller kreatinin gibi maddeleri ve paraaminohippurik asit, penisilin ve iodopyracet (kontrast madde) gibi vücuda yabancı olan maddeleri idrara salgılar. Bu maddelerin sekresyon hızının belirlenmesi böbrek işlevlerinin klinik açıdan değerlendirilmesinde yardımcıdır .

Henle kanalı, su tutma işleminde rol oynar. Burada toplayıcı kanallardan geçen idrarın konsantrasyonunu etkileyen medüller interstisyumdaki hipertonik gradyanı oluşturur.

Distal kıvrımlı tübüllerde iyon değişimi gerçekleşmektedir. Aldosteron konsantrasyonu yeterince yüksek olduğunda distal kıvrımlı tübüllerde sodyumun emildiği, potasyum iyonlarının dışarı verildiği bir iyon değişim bölgesi bulunur. Burası vücuttaki total su ve tuzları kontrol eden düzeneğin bulunduğu bölgedir. Distal tübül aynı zamanda tübüldeki idrara hidrojen ve amonyum iyonlarını sağlar. Bu etkinlik kandaki asit- baz dengesinin korunmasında çok önemlidir .

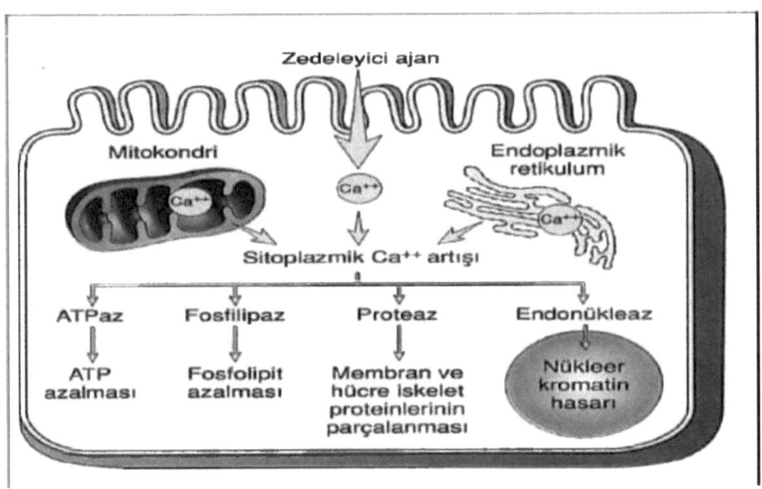

Şekil 6. Hücre zedelenmesinde sitoplazmik kalsiyum artışının sebepleri ve sonuçları .

Araşidonik asit fosfolipazların aktivasyonu sonucu oluşur. Araşidonik asit, direkt etkiyle mitokondriyal enzimleri inhibe ederek serbest radikal oluşumunu artırır . Serbest oksijen radikallerinin ilk oluşanı ve öncüsü genellikle stabil olmayan ve hidrojen peroksit (H_2O_2) ile oksijene dönüşen süperoksit (O_2-) radikalidir . Fagositoz görevi yapan makrofaj, nötrofil ve monositler tarafından enzimatik olarak üretilirler. Hidrojen peroksit hücre membranlarından kolaylıkla geçebilen, endotelyal hücreleri hasarlayabilen güçlü bir sitokindir. Hidroksil radikali, bilinen serbest radikaller içinde en güçlü olan ve doku hasarında sorumlu ana radikaldir . Bu radikalin en önemli özelliği, hidrojen atomlarını hücre membranındaki çoklu doymamış yağ asitlerinden ayırmasıdır. Lipid peroksidasyonunu ile hücre membranında çözülme ve buna bağlı hücre ölümü olur . Hidroperoksil radikali ise O_2- radikalinin protonlanmasıyla oluşan ve süperoksitten daha güçlü olan bir ajandır. Biyolojik membranlardan kolay geçebilme ve yağ asitleriyle direkt olarak reaksiyona girebilme özelliği vardır (Şekil 7).

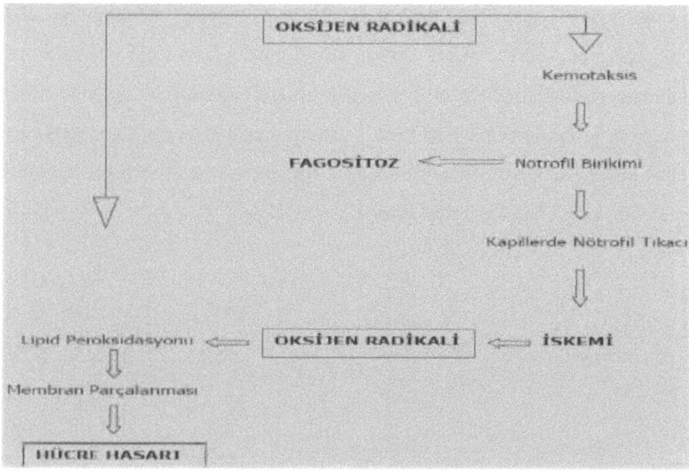

Şekil 7. Serbest oksijen radikalinin dokudaki doğrudan ve dolaylı etkileri .

Hipoksi devam ederse, membran geçirgenliği artarak mitokondrilerin fonksiyonları azalmaya başlar ve mitokondriler normal, şişmiş yada gerçekten yoğunlaşmış hale gelirler. Endoplazmik retikulum genişler ve tüm hücre belirgin olarak şişer. Bu bozuklukların tümü oksijen verilince geri dönüşlüdür. Eğer iskemi devam ederse geri dönüşsüz zedelenme meydana gelir .

2.2.1.2. Geri Dönüşsüz Zedelenme

Mitokondri ve mitokondri kristalarında meydana gelen aşırı vakuolizasyon, plazma zarında aşırı zedelenme, lizozomlarda şişme geri dönüşümsüz zedelenmeye yol açan hasarlardır . Geri dönüşümsüz hasarın ortaya çıkmasında en önemli morfolojik değişiklik hücre membranı hasarı ve bu hasar ile ilgili bazı mekanizmalardır. Membran hasarı sonucu Ca^{+2}, yüksek yoğunlukta bulunduğu hücre içinden hücre dışına geçer ve iskemik dokuda reperfüzyon sağlanırsa kitlesel kalsiyum alınımı olur. Mitokondriler tarafından kolayca alınan amorf kalsiyumdan zengin yapılar mitokondri matriksinde gelişir ve kalıcı mitokondri hasarına yol açar. Proteinler, temel koenzimler, RNA ve hücre içi yüksek enerjili fosfatın yapımında kullanılacak ATP'nin yeniden oluşumu için yaşamsal öneme sahip olan metabolitler aşırı geçirgen zarlardan sürekli kaybedilir. pH'nın düşmesi lizozom zarlarının zedelenmesine ve enzimlerinin sitoplazmaya geçmesine ayrıca, asit hidrolazların aktifleşmesiyle sitoplazmik ve çekirdek yapılarının sindirimine neden olur. Hücre ölümü ile hücre organelleri devamlı parçalanır ve hücresel enzimler hücre dışına salınırlar. Sonuç olarak ölü hücreler miyelin oluşumlarına ve fosfolipidden oluşan büyük kitlelere dönüşürler. Bunlar daha sonra diğer hücreler tarafından ya fagosite edilir yada yağ asitlerine parçalanırlar. Daha sonra lizozomal membran hasarı sonucu bunların enzimleri serbestleşip hücrede sindirimi başlatarak hücrenin ölümünü gerçekleştirirler (Şekil 8).

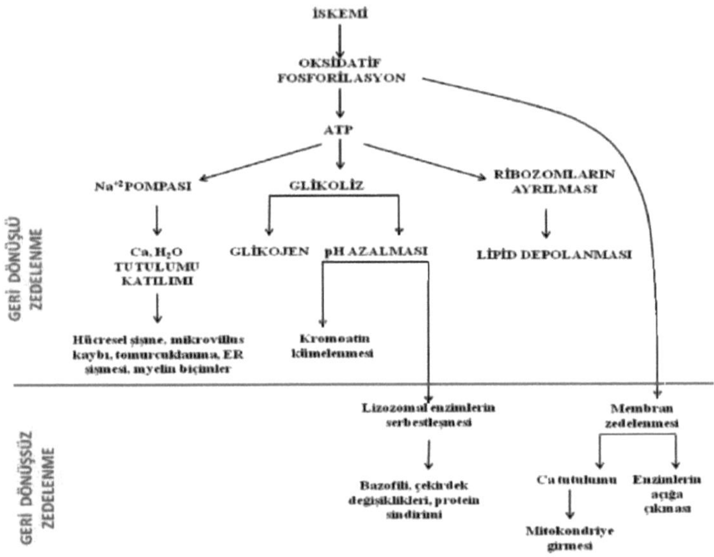

Şekil 8. İskemi sonrası geri dönüşlü ve geri dönüşsüz zedelenme sırasında gerçekleşen hücresel ve humoral olaylar dizisi .

2.2.2. Reperfüzyon

Reperfüzyon, iskemi sonucu dokuda ortaya çıkan enerji ihtiyacının karşılanması ve toksik metabolitlerin uzaklaştırılması için dokuya yada organa gelen kan akımının yeniden başlamasıdır . İskemik dokunun reperfüzyonu iskemik hasara göre paradoksik olarak daha fazla hasara yol açmaktadır. . İ/R hasarının fizyopatolojisi ile ilgili çeşitli faktörler ileri sürülmüştür. Bunlar birbiriyle ilişkileri karmaşık, hücresel ve humoral olaylar serisidir .

Özellikle;

1) Serbest oksijen radikalleri,

2) Polimorf nüveli lökositler (PMNL),

3) Kompleman sistemi,

4) Endotel hücreleri olmak üzere başlıca dört faktör hasarın nedenleri arasında yer almaktadır.

Reperfüzyon hasarının oluşmasında esas iki mekanizma söz konusudur. Bunlardan ilki SOR'un açığa çıkması, diğeri ise hidrolitik bir enzim olan fosfolipaz A2' nin iskemik dönemde Ca^{+2} etkisiyle aktive olarak membranlardaki yağ asidlerini parçalamasıdır . Reperfüzyon sonucu dokuya kan ve oksijen sağlanır. Dokuda iskemi süresince biriken hipoksantin atılmaya çalışılır. Oksijen varlığında ksantin oksidaz enzimi aktive olarak SOR'u oluşturur . Artan SOR'un başlattığı lipid peroksidasyonu ve protein hasarı sonucu hücre fonksiyonları bozularak doku nekrozu ortaya çıkar . Serbest oksijen radikalleri hem dokuya doğrudan zarar vermekte hem de PMNL'nin hasarlı dokuda birikmesine yol açmaktadır. Dokuya gelen aktive PMNL, myeloperoksidaz (MPO), elastaz, proteaz, kollajenaz gibi enzimleri açığa çıkarırlar. Bu enzimler dokudaki hasarı arttırırken daha fazla SOR oluşmasına neden olurlar (Şekil 9) .

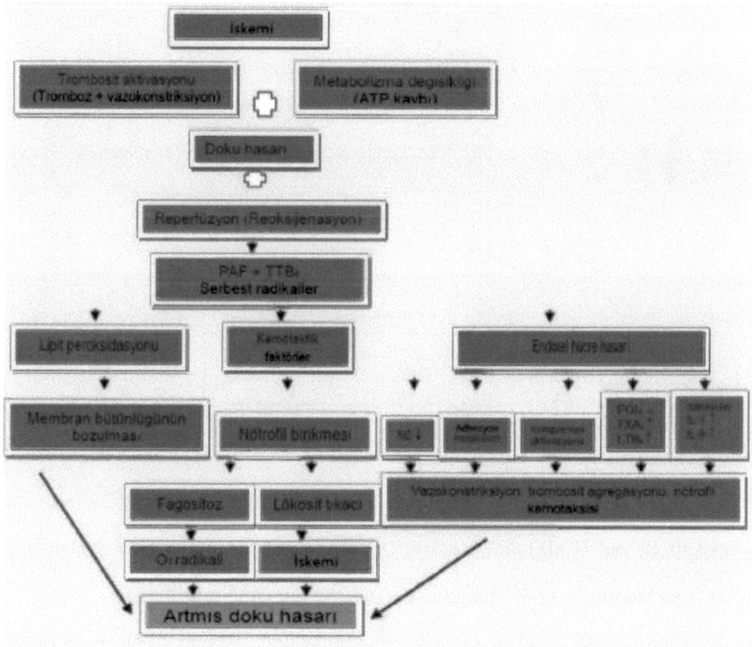

Şekil 9. İskemi reperfüzyon hasarında görülen olaylar dizisi .

2.2.3. İskemi Reperfüzyon Hasarının Böbreklere Etkisi

Böbreklerdeki İ/R hasarının mekanizması multifaktöriyel olup hipoksi, serbest radikal hasarı ve inflamatuvar cevaplarla ilişkilidir (Şekil 10) . Hayvan ve insan modellerinde iskemi sonucu renal kan akımında ve glomerüler filtrasyon hızında (GFH) azalmayla sonuçlandığı gösterilmiştir . İskemik akut renal yetersizlik, yetersiz kan akımıyla başlar. Yetersiz kan akımı da azalmış kardiyak debinin eşlik ettiği renal arter stenozu yada tıkanıklığı veya intrarenal küçük damarların ateroskleroz, ateroemboli, vaskülit gibi nedenlerle hasarlanması sonucu gelişir . İskemik böbrekte vazodilatatör maddelerin etkisine karşı bir direnç, vazokonstriktör maddelerin etkisine karşı da aşırı duyarlılık oluşur. Oksijenlenmenin bozulması ile artan intrasellüler Ca^{+2} birikimi sonucu afferent arteriyollerde direnç artışı olur .

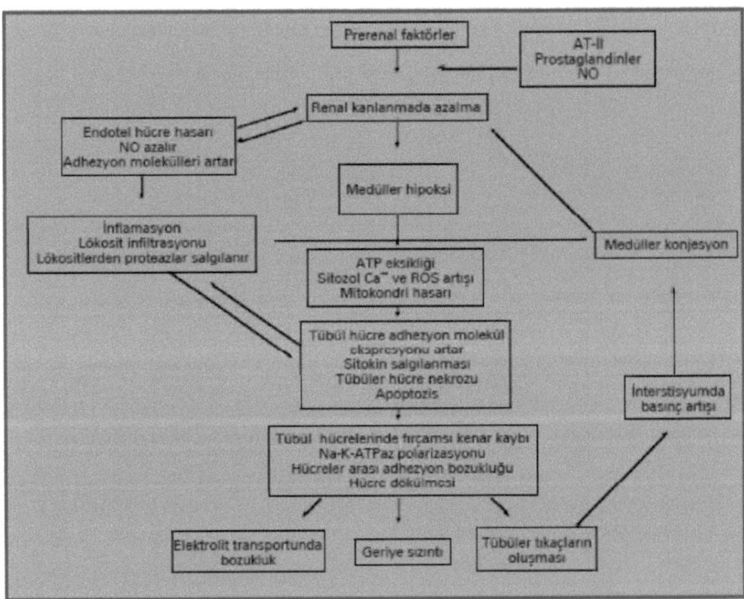

Şekil 10. İskemik ve akut tübüler nekroz (ATN) patogenezinde rol oynayan faktörlerin şematik görünümü .
NO: Azot Monoksit , AT-II: Anjiyotensin, ROS: Serbest Oksijen Radikalleri

Normal fizyolojik şartlarda korteksten medullaya doğru inildikçe oksijen parsiyel basıncı azalmaktadır. Böbrekte meydana gelen İ/R hasarı öncelikle böbreğin hipoksiye duyarlı olduğu medullasından başlar. Böbreğe gelen kan akımının büyük kısmı renal korteksten geçer ve renal medullanın kanlanmasını sağlayan vaza rektaya çok az kan gider; bu da renal medüllayı hipoksiye daha duyarlı hale getirir . İskemik hasar tübüler disfonksiyona ve sodyum geri emiliminde azalmaya neden olur; dolayısıyla distal kısımlara giden sodyum miktarı artar, glomerüler vazokonstrüksiyon ve glomerüler filtrasyonda azalmaya sebep olan "tübüloglomerüler feedback" denen refleksin aktifleşmesi sağlanır. Medüller hipoksi ayrıca hücresel enerji depolarının azalmasına, endotel ve düz kas hücrelerindeki aktin hücre iskeletinin bozulmasına neden olur. Bu da hücresel şişme ve çevre dokularda hipoksinin artmasına yol açar . Hipoksi sırasında intrasellüler Ca^{+2} konsantrasyonu artışına bağlı kalpain (Ca^{+2} bağımlı nötral sistein proteaz) aktivitesinde artış gözlenir. İskemik renal hasar sırasında da spektrin ve ankirin gibi aktin bağlayıcı proteinlerin bazolateral membrandan sitoplazmaya yöneldiği ve sonra da bu proteinlerin yıkımının arttığı görülmüştür. Tübüler hücrelerde izlenen bu değişiklikler proksimal tübül hücrelerinin fırçamsı kenarlarının bazal membrandan koparak tübül lümenine dökülmesine ve tübül lümeninde tıkanmaya sebep olur .

Tübüler hasar gelişimindeki bir diğer mekanizma da oksidatif strestir. Proksimal tübül hücrelerinin metabolik açıdan yoğun ve aktif olmaları, ATN sırasında mitokondriyal hasar ve intrasitoplazmik Ca^{+2} artışı nedeniyle, oksidatif moleküller fazla miktarlarda oluşur .

Preglomerüler vazokonstrüksiyon, glomerüler filtrasyon hızının azalmasındaki en önemli nedendir. Nörohormonal cevabın uyarılması ile renin anjiyotensin (AT-II) aldosteron sistemi aktive olur. Sempatik sinir sistemi de nörohumoral uyarı ile aktive olur ve vazopressin salgılanması artar. Afferent ve efferent arteriyollerde vasküler rezistans artar. Glomerüler plazma akımı, %30-50 oranında azalır. Katekolaminlerin, AT-II'nin ve endotelinin seviyeleri artar. Bunun sonucunda vazokonstriksiyon gelişir. Vazokonstrüksiyonun erken döneminde kompansatuvar mekanizmalar da oluşur. Başlangıçta, lokal myenterik refleks, AT-II ve prostaglandin sentezi ile renal kan akımı kompanse edilmeye çalışılır .

Hipoksinin devam etmesi ve inflamatuvar cevap, akut böbrek yetersizliğinin (ABY) uzama fazında rol oynar. Akut tübüler nekrozun başlangıcındaki iskemik olay düzelse bile kan akımı bozuklukları ATN geliştikten sonra da devam etmektedir.

Reperfüzyon sırasında kan akımında % 40-50 oranında azalma devam eder. Kan akımındaki bu azalma tam açıklanamamakla birlikte endojen vazokonstrüktörlere karşı antagonistler kullanıldığı zaman kan akımının düzeldiğine dair bulgular rapor edilmiştir. Hayvan modellerinde endotel geçirgenliğinin iskemik ABY sonrasında arttığı da bilinmektedir. Gelişen interstisyel ödem kan akımını, medulladaki damarlara bası uygulayarak daha da bozabilmektedir. Bu durum lökositlerin endotel hücreleri ile karşılaşması olasılığını arttırmaktadır. Eritrositler ve lökositlerin medullada biriktikleri deney hayvanlarında gösterilmiştir .

2.3. DEMİRİN ÖNEMİ ve DEMİR METABOLİZMASI

2.3.1. Demirin önemi

Demir, insanlar ve tüm memeli hücreleri için esansiyel bir element olup yaşamsal öneme sahiptir. Elektron alıp verme özelliğinden dolayı oksijen taşımasında (hemoglobin ve miyoglobin), enerji yapımında rol alan birçok enzimin katalizlenmesinde (sitokromlar), bağışıklık sisteminde (nikotinamid adenin dinükleotid, fosfat oksidaz, laktoferrin), deoksiribonükleik asit (DNA), ribonükleik asit (RNA) ve protein sentezi gibi yaşamsal öneme sahip olaylarda rol alır. Demirin kolay değişebilen redoks özellikleri ve oksijenle girdiği etkileşimler, demirin hem yaşamsal öneme sahip olmasına, hem de proteinlere bağlanmadan dolaşımda serbest olarak bulunması durumunda hücre ve dokularda zedelenme yapabilmesine neden olmaktadır. Demirin eksikliğinin yanında fazlalığı da ciddi hastalıklara sebep olmaktadır. Bu yüzden vücuttaki demirin miktarı çok hassas mekanizmalar ile ayarlanmaktadır .

2.3.2. Demir Dağılımı

İnsan vücudundaki ortalama demir miktarı 4-5 gramdır. Bu miktar diyetteki demir alımı ve kayıplar arasındaki hassas bir denge ile sağlanmaktadır. Vücuttaki demir havuzunun büyük çoğunluğu (yaklaşık 2,7 gr) kemik iliği eritroid öncüllerinde ve dolaşımdaki eritrositlerde bulunmaktadır. Günlük eritrosit yapımı için gerekli demir miktarı 25 mg' dır. Besinlerle alınan demirin 1- 2 mg/gün kadarı bağırsaklardan absorbe edilmektedir. Bağırsaklardan emilen miktarın azlığı göstermektedir ki eritropoez için gerekli olan demirin önemli bir kısmı var olan demir depolarından sağlanmaktadır. Yenidoğan ve ergenlik dönemi gibi büyüme hızının yüksek olduğu dönemlerde demir gereksinimi artmaktadır .

2.3.3. Demir Emilimi

Demir emilimi, temelde duedonum ve proksimal jejunumdan gerçekleşir. Mideden de eser miktarda demir emilimi olmaktadır. Demir emilimi; hem ferrik (+3) hem de ferröz (+2) şekilde olur. Diyette demir, hemoglobin ve miyoglobinden kaynaklanan organik hem demiri ve et dışı kaynaklardan alınan hem kaynaklı olmayan demir (inorganik demir) şeklindedir. Bu demirin, %90'ı hem kaynaklı olmayan demiri, %10'u hem demiri formundadır. Bu iki demirin emilim yolları birbirinden farklıdır . Hem kaynaklı olmayan demir emilimi için bu demirin mide asidiyle teması gerekir. Besinlerde bulunan oksalat, fosfat, fitat ve taninler demir ile suda çözünmeyen bileşikler oluşturarak emilimini azaltırken, askorbik asit ve aminoasitler emilimini arttırır. Diyetle alınan non-hem demirin %5 gibi çok az bir kısmı emilir Demir emilimi, diyetteki demir miktarına, değerliliğine, kullanılabilirliğine, diyetin içeriğine ve vücudun gastrointestinal faktörlerine bağlı olarak artar ve azalır .

İnsanlarda demir, yaşlanan eritrositlerden (yaklaşık 20-30 mg/gün) ve diğer kaynaklardan geri dönüşüm ile sıkı bir şekilde korunmaktadır. Dengeli beslenme ile gıdalarla birlikte ortalama olarak günde 20-25 mg demir alınmasına rağmen bunun 1-2 mg'ı absorbe edilir. Yaşam süresini tamamlamış eritrositlerin yıkılması ile her gün yaklaşık 20 - 30 mg kadar demir açığa çıkar ve 2,5 mg kadar demir tekrar hemoglobin yapısına girer. Günlük demir kaybı ise, günde sadece 1-2 mg demirin absorbe olması ile karşılanacak kadar azdır. Büyük bir bölümü duodenumda gerçekleşen demir emilimi, ferrik demirin (Fe^{+3}) ferroz demire (Fe^{+2}) indirgenmesi, apikal alım, hücre içi depolama veya hücreler arası etkileşim ve bazolateral salınımı gibi çeşitli basamaklardan oluşmaktadır. Diyetle alınan (hem kaynaklı olmayan demir) Fe^{+3}, duodenumun fırçamsı kenarında Dcytb (duodenal ferric reductase) ile Fe^{+2}'ye indirgenmekte ve DMT1 (divalent metal transporter 1) aracılığı ile fırçamsı kenar membranından enterositlere alınmaktadır. Fe^{+2} hücrede ferritin olarak depolanıp, dökülen enterositlerle birlikte atılmakta yada ferroportin (FPN) aracılığı ile bazolateral membrandan plazmaya transfer olmaktadır. Demiri absorbe eden enterositlerin bazolateral yüzeyinde yer alan seruloplazmin benzeri bir transmembran proteini olan hepfaestin ile üç değerlikli demire okside edilir. Dolayısıyla hefaestin, ferroportin yoluyla salınan demiri okside ederek demirin enterositlerden çıkışını kolaylaştırır (Şekil 11).

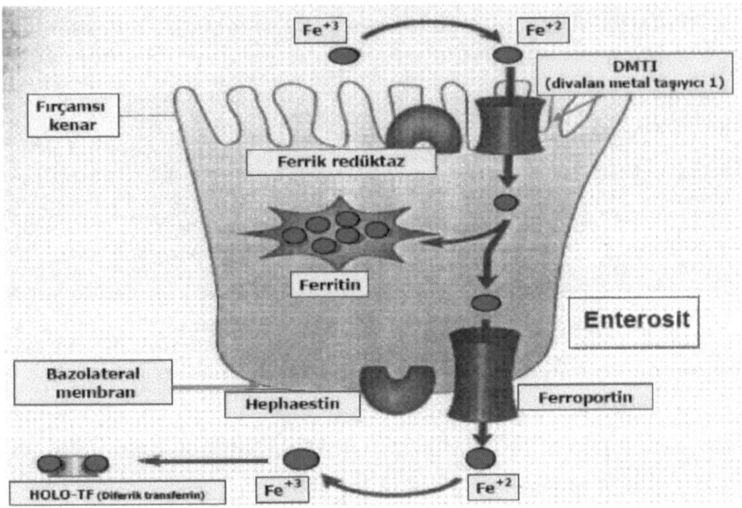

Şekil 11. Duedonumdan demir emilimi .

Hem demiri iki değerliklidir ve barsak epitel hücresi üzerindeki heme-carrier protein-1; hem taşıyıcı protein-1 (HCP-1) ile hücre içine alınır ve hem oksijenaz-1 (HO-1) ile serbest demire ve biliverdine ayrışır. Hem demirinin %30'u emilir ve diyetsel faktörlerden ve mide asiditesinden emilim etkilenmez .

HCP-1 ile serbestlenen hem demiri ve DMT1 ile emilen hem kaynaklı olmayan demir aynı yolu izleyerek ferritin şeklinde depolanır yada demir ihtiyacına göre enterosit bazolateral membranında bulunan insandaki tek demir atıcısı olan ferroportin ile transferrine taşınır . Seruloplazmin (plazmada bulunur) makrofajlarda benzer bir rol oynayarak Fe^{+2} (ferröz demirin) Fe^{+3} (ferrik demire) oksidasyonuyla demirin transferine bağlanabilmesini sağlar (Şekil 12).

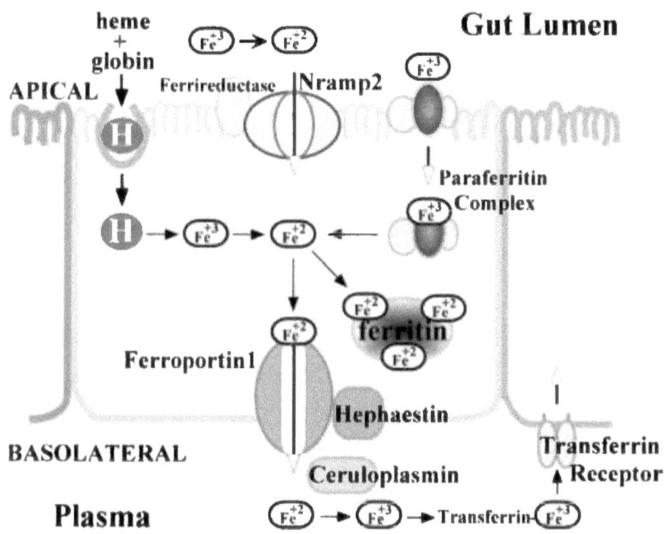

Şekil 12. Hem Kaynaklı Demir Emilimi .

2.3.4. Demir Emilimini Düzenleyen Mekanizmalar:

1. Diyetle alınan demirin oranına bağlı olarak enterositlerde direnç gelişebilir. Buna 'mukozal blok' denir. Özellikle hücre içi demir birikimine bağlı olarak demir emilimi ayarlanır .

2. Toplam vücut demiri ile diyetle alınan demir arasındaki dengeye bağlıdır. Buna 'depo düzenlenmesi' denir . Demir emilimi kapasitesi, demir eksikliğinde 2–3 kat artar . Depo düzenlenmesi, duedonum mukozal hücre düzeyinde gerçekleşir. Moleküler düzeyde mekanizma tam olarak bilinmemektedir. Ancak Tf'nin demir satürasyonuna göre ayarlandığı düşünülmektedir. Apikal düzeydeki demirin taşınmasında DMT1 sorumlu olup, demir eksikliğinde, demirden zayıf diyette enterositlerde DMT1 artmaktadır .

3. Eritropoetik düzenlemedir. Bağırsak demir emiliminde, eritropoez demir depolarından bağımsız olarak intestinal demir emilimini etkilemektedir . Kemik iliğinde eritropoetik aktivitenin artması durumunda eritropoetik regülatörler, hemopoetik kemik iliğinden duedonuma sinyal göndererek intestinal demir emilimini artırırlar. Hemoraji, hemoliz, yüksek irtifa, talasemi, konjenital diseritropoetik anemi, sideroblastik anemi gibi inefektif eritropoezde intestinal demir emilimi artar. Fakat orak hücreli anemi, herediter sferositoz, otoimmün hemolitik anemi gibi hastalıklarda demir emilimi artmaz.

Sonuç olarak demir emilimini belirleyen en önemli etkenler; vücut demir depoları, eritropoez hızı, alınan demirin biyoyararlanımı olarak sıralanabilir.

2.3.5. Demirin Taşınması, Hücrelere Girişi ve Depolanması

Demirin enterosit, hepatosit, eritroid prekürsör hücrelerinden ve makrofajlardan çıkışını sağlayan tek protein olan ferroportin aracılı salınımı, demir homeostazında önemli bir basamaktır (Şekil 12). Hephaestin (Heph) aracılığı ile Fe^{+3} formunda dolaşıma salınan demir transferrine bağlanmakta ve demir ihtiyacı olan hücrelerin yüzeyinde bulunan transferrin reseptörü 1 (TfR1) aracılığı ile hücrelere alınmaktadır . Transferrine bağlı demir hücre içine transferrin reseptörü (TfR) aracılığıyla alınır. Hücre içine demir alınımı TfR aracılığıyla düzenlenir. Görevi Tf'ye bağlanarak reseptör bağımlı endositozla demiri hücre içine almaktır. Vücuttaki demirin % 80'inden fazlası eritropoezis için kullanıldığından, vücuttaki total TfR'nin % 75- 80'i kemik iliği eritroid serisinde bulunmaktadır . Hücre yüzeyindeki TfR sayısı demir ihtiyacını belirler. TfR sayısı hücrenin büyüme hızına ve demir ihtiyacına göre değişir. İki ayrı genle kodlanan, TfR1 ve transferrin reseptör 2 (TfR2) şeklinde iki farklı TfR vardır. TfR1 enterosit kript bazolateral kısmında ve demiri transferrinden alan tüm hücrelerde en çok ta kemik iliği eritrosit öncüllerinde eksprese edilirken, TfR2 en çok karaciğerde, kan hücrelerinde, duodenal kript hücrelerinde eksprese edilmektedir. TfR2, transferrine pH'a bağımlı olarak ve TfR1'den 25-30 kez daha düşük afiniteyle bağlanır . Hücre ve dokuların demir ihtiyacının olup olmadığı bu reseptörlerin sinyalleri aracılığıyla anlaşılır. Transferine bağlı demirin reseptör bağımsız emilimi de söz konusudur (Şekil 13).

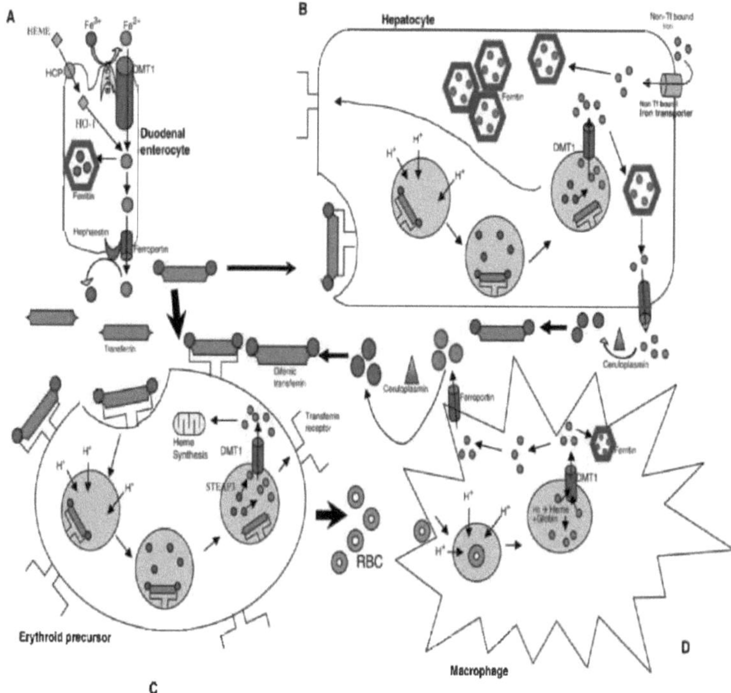

Şekil 13. Duedonal enterosit, hepatosit, eritroblast ve makrofajlardaki demir metabolizması .

Normal koşullarda transferrinin demirle satürasyonu %30 oranındadır. Transferrinin demir bağlama kapasitesi tamamen dolduğunda plazmada NTBI oluşur . Bu demir özellikle karaciğer, kalp hücresi ve endokrin hücrelere kolaylıkla girebilir. Karaciğer hücresi tarafından DMT-1 ve Zrt-Irt-like protein 14 (ZIP-14) aracılığıyla hücreye alınırken (Şekil 14), kalp kası hücresine kalsiyum kanalları aracılığıyla girmektedir .

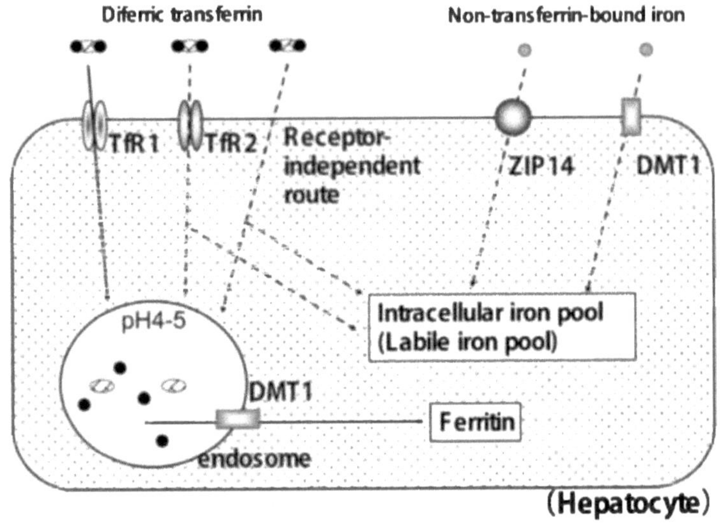

Şekil 14. Karaciğer hücresine transferrine bağlı olan ve olmayan demirin alınma yolları .

Serbest demir eritrosite geçemez. Transferrin (Tf), Eritrosit yüzeyindeki spesifik reseptörlere bağlanarak demiri eritrosite verir. Demir, hücre içine TfR aracılığıyla endositoz yoluyla alınır. Bu metabolik olay plazmada dolaşan monoferrik veya diferrik transferrinin hücre yüzeyindeki reseptörüne bağlanması ile başlar. Tf-Fe molekülünün hücre yüzeyindeki reseptöre bağlanmasından sonra TfR-Tf/Fe kompleksi klatrin kaplı çukurcukların invajinasyonuyla endozom şeklinde hücre içine alınır ve adenozin trifosfata (ATP) bağımlı proton pompası tarafından endozom içindeki pH 5.5'lere düşürülür. Buradaki asit ortamda transferrinin demire karşı afinitesi azalır ve demir transferrinden ayrılır . Ferrik (Fe^{+3}) demir endozomda bulunan bir metalloredüktaz olan six-transmembran epitelyal antijen prostat protein (STEAP) ailesinden olan STEAP3 tarafından ferröz demire dönüştürülür ve DMT-1 ile sitoplazmaya salınır (Şekil 15). Yapılan çalışmalarda askorbat bağımlı duodenal sitokrom b (DCytb)'si olmayan farelerde vücut demir depolarının etkilenmediği gösterilmiş ve başka ferrireduktazların etkin olabileceği düşünülmüştür. En olası aday da STEAP olarak gösterilmiştir .

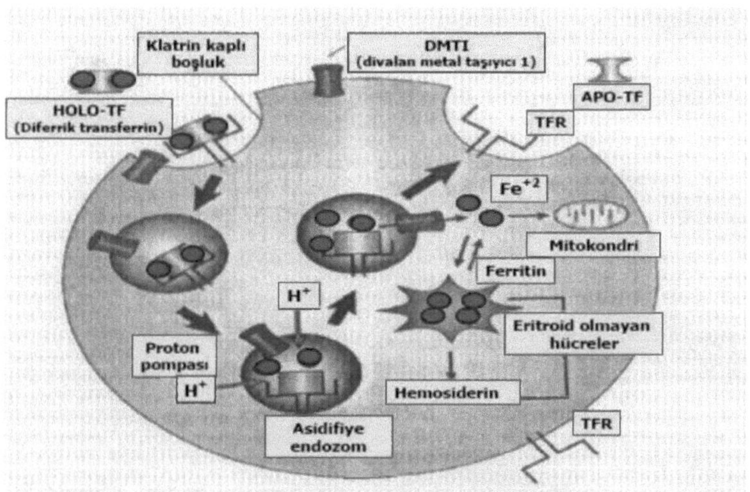

Şekil 15. Endostatik transferrin döngüsü .

Sitoplazmaya salınan demir ya mitokondride hem sentezine ya ferritin şeklinde depolanmaya yada diğer metabolik işlerde kullanılmaya gider. Bunun için hücre içindeki demirin tek atıcısı olan ferroportin ile hücre dışına çıktıktan sonra seruloplazmin ile ferrik demire dönüştürülüp transferrine bağlanır. Apotransferrin-reseptör kompleksi ise endozom ile birlikte tekrar hücre yüzeyine transfer edilir. Hücre yüzeyindeki nötral pH ile temas sonucu apotransferrin reseptöre afinitesini kaybeder ve membrandan ayrılır (Şekil 13). Transferrin ve transferrin reseptörü endozomda yıkıma uğramaz. Tf-TfR kompleksi, hücre yüzeyine geri döner Tf, yeniden demir atomu bağlamak üzere dolaşımda serbest kalır .

Hücre yüzeyine transferin reseptörleri eksprese olmaktadır. Bu yapıya solubl transferrin reseptörü (sTfR) adı verilmektedir . Eritroid proliferasyonunun derecesi sTfR düzeyi ile değerlendirilir. Demir eksikliği anemisinde (DEA), sTfR sayısı artar . Preanemik dönemde subklinik demir eksikliğinin tanımlanmasında ve eritroblastlar tarafından güçlü bir şekilde eksprese edildiğinden eritropoetik fonksiyonun tespitinde kullanılmaktadır. DEA'da sTfR düzeyinin artması özellikle serum ferritin düzeyi ile gösterilebilen vücut demir depolarının azaldığı dönemde gerçekleşmektedir. Biyokimyasal demir eksikliği döneminde sTfR düzeyleri normalin 1,3 katına kadar artabilmekte iken, ilerlemiş anemide bu artış 1,3 - 5,8 kat olabilmektedir. TfR1, matür eritrositler dışında tüm hücrelerde eksprese edilir. Bu ekspresyon en yüksek eritroblastlar, sinsityotrofoblastlar ve hızlı proliferasyon gösteren hücrelerde belirgindir. TfR ekspresyonu, demir yanıtlı elementler; iron responsive elements (IRE)-demir düzenleyici proteinler; iron regulatuar proteins (IRP) sistemi tarafından intrasellüler demir seviyelerine göre düzenlenir. Hücre içinde demir konsantrasyonu düşerse IRP-1 IRE'ye bağlanır. Bu durum apoferritin mRNA'sının translasyonunu engellerken, transferrin reseptörünün yapımını arttırır. Böylece hücre içine girecek demir miktarı arttırılmış olur. Demir düzenleyici proteinler demir hemostazını ferritin, transferrin, divalent metal transporter (DMT1) gibi proteinlerin DNA'larının promotorlarındaki IRP motiflerine bağlanarak yapar. IRP'lerin en bilinenleri mobilferrin, integrin, paraferritin, hephaestin, ferroportindir. Ferröz (Fe^{+2}) formun hücre içi zarar verici etkisi olduğu için taşınmasında bu proteinlerin önemi artmaktadır . Hem demirinin doğrudan hücre içine geçtiği yol, mobilferrin-β3-integrin- paraferritin yolu (IMP) ve divalent metal transporter, Nramp 2 yolu (DMT1) olmak üzere demir emilimi üç yolla olmaktadır.Düşük intrasellüler demir düzeylerinde artarken, yüksek demir seviyelerinde azalma olur .

Karaciğer ve retiküloendoteliyal (RE) makrofajlar temel demir depoları olarak işlev görmektedir. RE makrofajlar, demir döngüsünün sürdürülmesinde ana rolü oynayan hücrelerdir. Makrofajlar demiri TfR1 aracılığıyla veya yaşlanan eritrositlerin fagositozu ile elde etmektedir. HO-1 ile açığa çıkan demir, ferritin olarak depolanmakta yada gerektiğinde ferroportin aracılığıyla plazmaya salınmaktadır (Şekil 13) .

Karaciğer demir metabolizmasında, dolaşımdaki demirin depolanması ve tekrar kullanılmasında santral bir rol oynar. Karaciğer, insanlarda plazma demir döngüsünün yaklaşık %8'inden sorumludur ve bunun çoğunluğu hepatositler tarafından gerçekleştirilir . Karaciğerdeki demirin %80'i ferritin veya hemosiderin şeklinde kupfer hücrelerinde depo edilirken %5'i transferrine bağlı, %2'si hem demiri kalanı ise labil yada transit demir havuzunda bulunur. Histolojik olarak, demir karaciğerin periportal bölgelerinin etrafında dağılmış halde bulunur ve daha az bir kısmı ise sentrilobüler bölgelere doğru dağılmıştır. Aşırı demir yüklenmesi hastalıklarında sentrilobuler kısım daha baskın hale gelir .

Ferritin suda eriyen 24 subunitten oluşmuş, 4500 demir atomu içeren bir moleküldür. Her bir ferritin, molekül ağırlığı 21 ve 19 kilodalton olan hafif ve ağır subunitten birini içerir . Bu subunitlerin oranı, hücre tipine göre farklıdır. Karaciğer, dalak ve plesentada daha çok hafif formda ferritin (L-ferritin) içerirken; kalp, eritrositler ve monositlerde başlıca ağır subunit (H-ferritin) içerir . Ferritin sentezi hücre içi demir yüksekliğinde artarken, demir azlığında azalır. Bu düzenleme IRE-IRP ile yönlendirilir. Hemosiderin, suda erimeyen bir molekül olup genellikle apoferritin sentezinin ve demiri tutuşunun maksimal olduğu aşırı demir yüklenmesi hallerinde oluşur ve mikroskobik olarak saptanır. Hemosiderin ağırlığının %35'ini Fe^{+3} oluşturur; fakat hemosiderinden demirin mobilizasyonu yavaştır. En çok kemik iliği ve karaciğer kupffer hücrelerinde lizozomlarda bulunur .

2.3.6. Demir Dengesinin Düzenlenmesi

Homeostazisteki bir vücutta normalde transferinin üçte biri demir ile doymuştur (Fe/TIBC:33%'tür) . Transferrin satürasyonunun (TSAT) azalması, demir depolarının azaldığını gösterir ve makrofajlardan plazmaya demir verilmesine neden olur (demir eksikliği anemisi, kronik hastalık anemisi ve ferroportin mutasyonu vb.). Ayrıca aşırı demir alımına sebep olan durumlarda da artar (aplastik anemi, sideroblastik anemi, hemokromatozis, karaciğer hastalığı ve ineffektif eritropoez vb.).

Transferrin reseptörleri hepatositlerde, ince barsağın epitelyal hücrelerinde ve duedenal kriptlerde bulunur. Bunlar vücuttaki demir seviyesinin durumuna göre sayılarını arttırarak veya azaltarak demir dengesinin düzenlenmesine katkıda bulunurlar . Her bir reseptör iki transferin molekülünü bağlar ve sonrasında endositoz ile vakuollere alınır ve asidifiye edilmek suretiyle Fe serbestleştirilerek depolanır(dört Fe^{+3} atomu) . Ferritin, demirin hücresel depo proteinidir. Ferritin aynı zamanda akut faz proteini olup, transferin ve transferrin reseptörü ile birlikte hipoksi, inflamasyon ve strese karşı hücresel savunmanın düzenlenmesinde rol oynayan protein ailesinin de bir üyesidir . Ferritinin serum düzeyi; tüm demir depolarını yansıtır . Genel olarak kabul edilen görüşe göre, demir homeostazisi gastrointestinal sistemden diyetle alınan demirin emilimi ile kontrol edilir. Demir emiliminin regulasyonu; vücut demir depoları, kemik iliğindeki eritropoietik aktivite, hemoglobin konsantrasyonu, kan oksijen satürasyonu ve sistemik inflamasyon tarafından düzenlenir. Diyetle alınan demir +3 değerliklidir. Enterosit fırçamsı kenar membranı +2 değerlikli metal taşıyıcı (DMT1)'ya bağlı olduğundan öncelikle dcytb (ferrikredüktaz) ile Fe^{+3}, Fe^{+2}'ye indirgenir. Sonrasında enterosit bazolateral membranı boyunca taşınarak demirin transferrine bağlanabilmesi için önce hefastin aracılığıyla Fe^{+2} (ferröz demirin) tekrar Fe^{+3} (ferrik demire)'e okside olarak bir membran transporteri olan ferroportin/Ireg1 tarafından dolaşıma verilir .

Demir depoları, demir emilim oranını kontrol eder. Ayrıca barsak hücrelerindeki mobilferrin, demiri doygunluk durumunda tutmaya çalışır. Mukozal hücreler dökülmeye başladığında bu protein kaybolur . İnsan vücudundan demir atılımının özel bir mekanizması yoktur. Demirin kaybı terleme, deri hücrelerinin dökülmesi ve mide-barsaktan kayıpla yaklaşık olarak günde 1 mg civarında olur. Bunlara ek olarak kadınlarda menstruasyon kanamasıyla günlük 1-2 mg/gün demir kaybı olur. Bundan dolayı vücuda günlük olarak sadece küçük miktarlarda demir giriş-çıkış olur .

Demirin büyük bir kısmı retiküloendotelyal sistemdeki makrofajlar tarafından fagosite edilmiş yaşlanmış eritrositlerin yıkımıyla ortaya çıkar ve yeniden kazanılır. Ancak son zamanlarda böbreğin de demir metabolizmasına katkıda bulunduğu gösterilmiştir. Son zamanlarda keşfedilmiş küçük, sisteinden zengin katyonik bir peptid olan hepsidin, insan idrarından ve kanından izole edilmiştir . Kulaksız ve arkadaşları böbreğin yanı sıra karaciğerde de sentezlendiğini ayrıca hepsidinin yıkımına da katıldığını göstermişlerdir. Üstelik böbrekteki toplayıcı kanallarda ve proksimal tubülde Nramp2 (Dcytb)'in bolca ekspresyonu vardır. Bu da muhtemelen böbreklerde var olan demir atılımını, reabsorbsiyonunu engelleyerek arttırır .

2.4. Hepsidin

2.4.1. Tarihçesi

Hepsidin, son yıllarda keşfedilen küçük, sisteinden zengin katyonik bir peptid olup birbirinden bağımsız iki araştırıcı grup tarafından insan idrarından ve serumundan yeni bir antimikrobiyal peptid olarak izole edilmiştir. Hepsidin 2000 yılında Krause ve ark. tarafından bulunmuştur ve LEAP-1(liver expressed antimicrobial peptid) ismi verilmiştir. Eş zamanlı olarak aynı molekül, 2001 yılında Park ve ark tarafından insan idrarından saflaştırılarak elde edilmiş, karaciğerde sentezlenmesi (Hep) ve antimikrobiyal özelliklerinden (-sidin) dolayı bu isim (**Hep** atic bacteri **cid** al prote **in**) verilmiştir. Hepsidinin birçok ismi mevcuttur:

HEPC

HEPC-HUMAN

Hepcidin

HFE2B

LEAP-1 (Liver-expressed antimicrobial peptide)

PLTR (Putative liver tumor regressor)

Demir metabolizmasıyla hepsidinin bağlantısını Nicolas ve arkadaşları ile Pigeon ve arkadaşları omurgalılarda göstermişlerdir. Nicolas ve arkadaşları, farelerde hepsidin geninin demir metabolizmasında rol oynadığını, glikoz metabolizmasına bağlı transkripsiyon faktör USF2 (upstream stimulatory factor 2)'yi nakavt fareler üzerinde çalışırken beklenmedik bir şekilde demirin aşırı yüklenmesi olduğunu farkederek bu farelerde UFS2 geni yerine hepsidin geninin bozulduğunu bulmuşlardır . Pigeon ve arkadaşları ise demir upregulasyon genini araştırırlarken farelerde demir eksikliğinde azalan ve demir yüklenmesinde artan hepsidin mRNA'yı farelerden exprese etmişlerdir .

Günümüzde hepsidin, bağırsaklardaki demir emiliminin, makrofajlardaki demir döngüsünün ve hepatik depolardan demir salınımının temel homeostatik düzenleyicisi olarak tanımlanmaktadır .

2.4.2. Hepsidin Yapısı

Hepsidin 84'aa'lik öncü protein olarak pre-prohepsidin şeklinde 19q13.1 kromozomundaki HAMP geni tarafından kodlanmıştır. Enzimatik olarak 64 aa'lık pro-hepsidine dönüşür ve endoplazmik retikulum lümenine aktarılır. Daha sonra 39 aa'lık öncü peptidin post-translasyonel olarak ayrılması sonucu, 25 aa'lık biyoaktif hepsidin-25 oluşur . Bu aminoasit dizisinde 8 sistine 4 disülfid bağı ile bağlı bulunur (Şekil 16). İdrarda ve serumda yapılan incelemede 3 adet ana hepsidin molekülünden bahsedilmiştir: 20, 22, 25 aminoasitten oluşan Hepc20 ve Hepc22, Hepc25. Biyolojik aktif formu olan Hepc25, Hepc20 ile birlikte hem serumda hem de idrarda bulunabilirken, Hepc22 sadece idrarda bulunur . 25 aa'lik peptidin N-terminali biyolojik olarak aktif olan kısmıdır . Hepsidin molekülüne demir bağlandığı zaman molekülün üç boyutlu yapısı değişmektedir. Bu konformasyonel polimorfizm hepsidinin demir metabolizmasındaki düzenleyici rolü ile ilişkilidir . Diğer antimikrobiyal ve antifungal peptidler gibi hepsidin de amfipatik yapıdadır ve disülfid bağları mevcuttur.

Hepsidinin antibakteriyal aktivitesi için vücutta ölçülen konsantrasyonlarından 10 kat daha fazla olması gerekmektedir . Hepsidinin kısmi eksikliğinden kaynaklanan herediter hemokromatoziste Vibrio, Yersinia ve *Listeria* gibi atipik mikroorganizmalar ile enfeksiyonlarda artış görülebilmektedir.

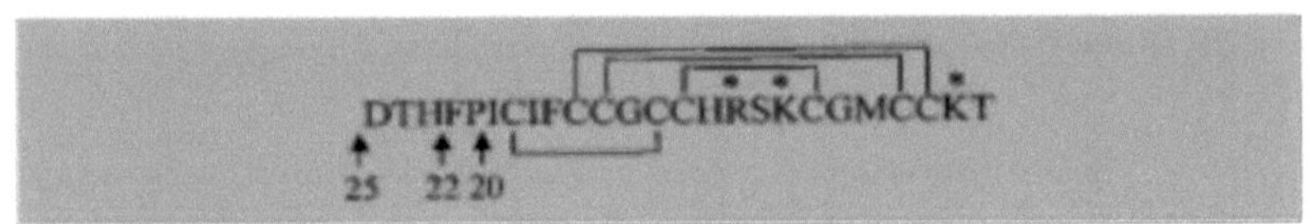

Şekil 16. 25 aa'ten oluşan hepsidin molekülünün primer yapısı ve sistin aminoasitleri arasındaki disülfid bağları .

2.4.3. Hepsidin Üretimi

Hepsidin çoğunlukla karaciğerden sentez edilir, fakat az da olsa böbreklerden, kalpten, iskelet kasından ve beyinden de sentez edildiği gösterilmiştir. Kulaksız ve arkadaşları, karaciğerde yüksek hepsidin konsantrasyonunun sinüzoidlere ve merkezi venlere doğru azaldığını, hepatositlerin periportal bölgesinde yoğunlaştığını göstermişlerdir. Bu durum hormonal tip düzenlemeyle tutarlı durumdadır. Böbreklerin sadece hepsidin sentezinde rol oynamadığı ayrıca bu peptidin atılmasında da rol oynadığını ileri sürmüşlerdir . Kulaksız ve ark. yine yaptıkları başka bir çalışmada memelilerin böbreğinde toplayıcı kanal ve tübüllerin epitelyal hücrelerinde intrensek peptid olarak hepsidinin üretildiğini ve idrara luminal olarak salınabildiğini rapor etmişlerdir. Böbrekte hepsidinin renal tübüler sistem içinde demir taşıyıcısı olan DMT1 ile ilişkili olduğu bulunmuştur. DMT-1 ekspresyonunun distal tübül ve toplayıcı kanal epitelyal hücrelerin apikal kutbunda en yüksek olduğu ve bu bölgelerde hepsidinin de bulunduğu gösterilmiştir. Kulaksız ve ark. hepsidinin böbrekte demir transportunun düzenlenmesinde karmaşık bir rol oynadığını ortaya koymuşlar ve yaptıkları RT-PCR deneysel çalışmalarında hepsidinin böbrekte intrensek olarak üretildiğini göstermişlerdir.

2.4.4. Hepsidinin etki mekanizması ve fonksiyonları

Hepsidinin etki mekanizmasını tam olarak anlayabilmek için birçok araştırma yapılmıştır. Şu ana kadar bilinenler hepsidinin başlıca fonksiyonunun demir metabolizmasının homeostatik düzenlemesinde başrol olduğu, inflamasyon ve konak savunmasında da aracı olduğudur. İnsan hepsidini in vitro olarak, 10-30 μM gibi çok yüksek konsantrasyonlarda antibakteriyal ve antifungal özellikler göstermektedir. İdrar hepsidin konsantrasyonları 3-30 nM (10-100 ng/mL) aralığındadır ve infeksiyonlar sırasında 10 kata kadar artabilmektedir. Bu yüzden hepsidinin idrarda da antimikrobiyal etki gösterdiği düşünülmektedir .

Hepsidin, etkisini hepatositlerde, enterositlerin bazolateral ucunda, retiküloendotelyal makrofajlarda, eritrosit prekürsörlerinde ve plesantal trofoblastların yüzeyinde yoğun bir şekilde bulunan bazolateral bir transmembran proteini olan ferroportin üzerinden gösterir . Hepsidin ferroportine bağlandığında, onun internalizasyonuna ve lizozomal degradasyonuna, sonuç olarak ta ferroportinin membrandan kaybına yol açmaktadır (Şekil 17). Bu şekilde demirin plazmaya geçişi engellenir. Demir depoları yeterli veya yüksek olduğunda, karaciğerde hepsidin üretimi artar, demir depoları düşük olduğunda ise hepsidin üretimi azalır .

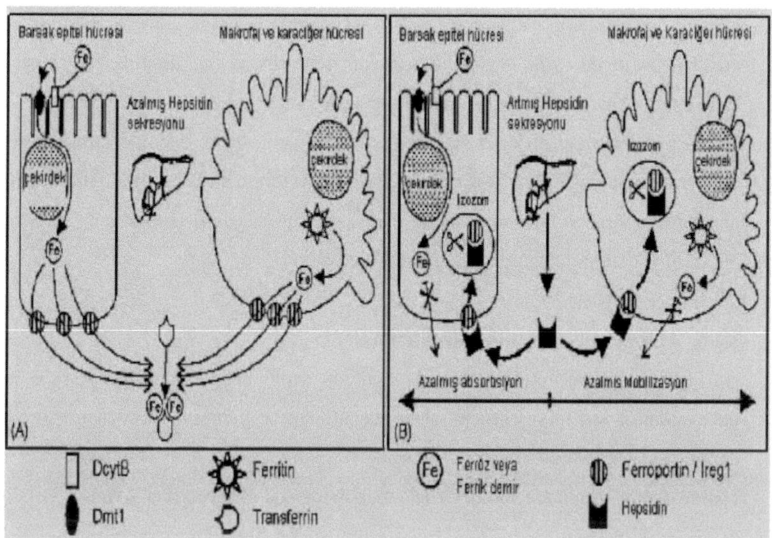

Şekil 17. Hepsidinin hormonunun makrofaj, enterosit ve karaciğer hücresinde, demir metabolizması üzerine etkileri. (A) Diyetle alınan demir duodenum fırçamsı kenarındaki DcytB ve Dmt1 aracılığı ile enterositlere alınmaktadır ve daha sonra ferroportin/ıreg1 yolu ile dolasımdaki transferine bağlanır. Yine makrofaj ve hepatositlerdeki ferritinden salınan demir, hücre membranındaki ferroportin/ıreg1 aracılığı ile transferine bağlanır. (B) Hepsidinin ferroportin/ıreg1 ile birleşmesi sonucu olusan kompleks hücre içine alınıp lizozomlarda degredasyona uğrar. Bu nedenle de demirin makrofaj, karaciğer ve barsak epitel hücresinden dolasıma salınımı bloke olur ve sonuçta serum demir konsantrasyonu azalır .

Çoğunlukla karaciğerden sentezlenen hepsidin sayesinde demir emilimi ve salınımı kontrol altında tutulurken böbreklerde, makrofajlarda, yağ hücrelerinde ve kalp kası hücrelerinde hepsidin yapımını gösteren çalışmalar da mevcuttur . Bu durum hepsidinin demir mekanizmasını kontrol etmek için vücuttaki birçok mekanizma ile iç içe olduğunu göstermektedir.

2.4.5. Hepsidinin Kinetiği

Büyük bir kısmı karaciğerden salınan ve serumda α-2 makroglobuline bağlı olarak taşınan hepsidinin atılım yolu idrardır . Farelere intraperitoneal hepsidin enjeksiyonu sonrasında serum demir seviyeleri 1. saatte % 80 azalma göstermekte ve bu durum 48 saatten uzun sürmektedir. Hepsidinin de ferroportin yönünden zengin organlar olan karaciğer, dalak ve proksimal duodenumda biriktiği gözlenmiştir . IL-6 veya lipopolisakkarit (LPS) enjeksiyonu sonrasında 6. saatte akut faz reaktanı benzeri maddeler idrarda pik değere ulaşırken, sonrasında ise düzenli bir azalma ile karşılaşılmaktadır . Ayrıca 3 günlük oral demir alımının 24 saat sonrasında üriner hepsidin miktarında şiddetli bir artış olurken sonrasında demir alımının devamına rağmen normal değerlere düşmektedir. Bu durum, idrardaki hepsidinin yüksek değerlere ulaşmasının kandan hepsidinin hızla uzaklaştırıldığını gösterirken, demir emilimindeki inhibitör etkisinin devam ettiğini göstermektedir .

2.4.6. Hepsidin Sentezinin Düzenlenmesi

Hepsidin homeostatik olarak vücuttaki demir miktarı(karaciğer, iskelet kası ve dolaşımdaki), anemiye sebep olan hastalıklar, inflamasyon, sitokinler, hipoksik durumlar ve eritropoetik aktivite(kemik iliğinden gelen sinyaller) tarafından regüle edilmektedir. Demir fazlalığı durumunda hepsidin ekspresyonu uyarılır ve diyetten demir emilimi azalır, demir eksikliği durumunda ise hepsidin ekspresyonu baskılanır ve diyetten demir emilimi artar. Hepsidinin eritroid öncü hücrelerinin çoğalmalarını ve yaşam sürelerini azalttığı ve eritropezi bozduğu gösterilmiştir .

Artmış eritropoetik aktivite ise hepsidin üretimini baskılamaktadır. Bu durum demir emiliminden ziyade, hepatositlerde ve makrofajlarda bulunan depolanmış demirin hızlıca salınmasına yol açmaktadır. Hepsidin ayrıca inflamasyon ve infeksiyona sebep olan durumlarda artmaktadır. Bu artışın mikroorganizmaların demir gereksinimlerini engellemeye yardımcı olduğu düşünülmektedir (Şekil 18).

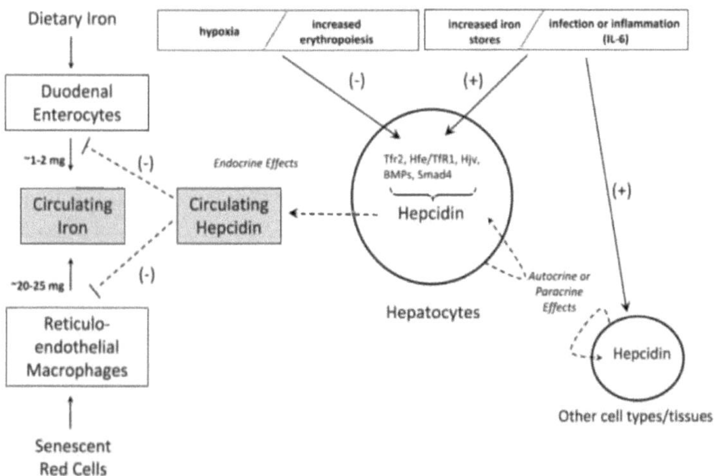

Şekil 18. Hepsidin düzeyini azaltan ve artıran faktörler ve vücut demirine etkisi .

Hepsidin sentezinin regülasyonu BMP (Bone Morphogenic Protein), SMAD (Drosophilia protein [MAD] ve C.elegans protein [SMA]'nın kombinasyonu) ile gerçekleşen BMP/SMAD sinyali ve IL-6 ile sinyal transdüsırları ve transkripsiyon aktivatörü 3 (STAT3) arasında gerçekleşen IL-6/STAT3 sinyali ile sağlanmaktadır (Şekil 19). Bu sinyaller arasında bağlantı mevcuttur .

İnflamasyonda hepsidin artışı IL-6/STAT yolu ile olmaktadır. İnflamasyon olduğunda IL-6 salınır ve reseptörüne bağlanır. IL-6 ligand-reseptör ilişkisi Janus kinazların aktivasyonuna yol açar. Bunlar da STAT proteinlerinin fosforilasyonuna sebep olur. Özellikle fosforile olan STAT3, hücre çekirdeğinde HAMP promoterindeki regülatuar elemente bağlanarak hepsidin mRNA ekspresyonunun artmasına yol açar (Şekil 19).

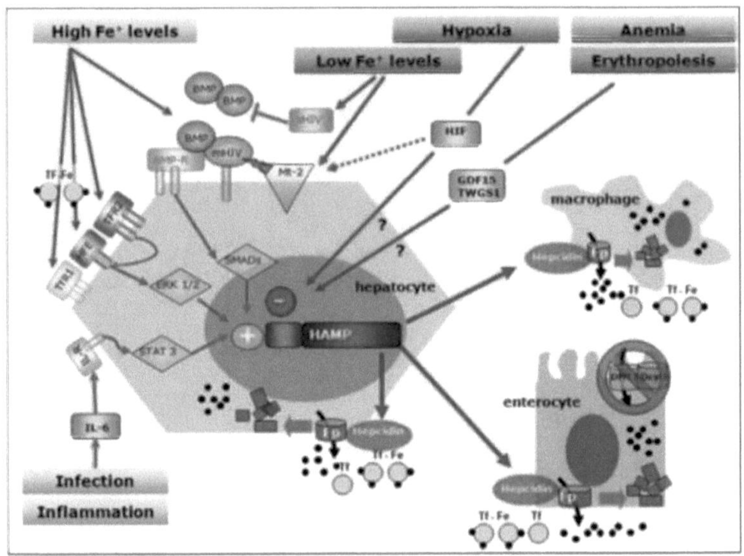

Şekil 19. Hepsidin sentezinin regülasyonu .

Hepsidin regülasyonunun diğer şekli BMP/SMAD yolağı iledir. BMP'ler Transforme Edici Büyüme Faktörü Beta (TGF-beta) ailesinin bir üyesidir ve hücre proliferasyonunda, farklılaşmasında, apopitoziste ve dokulara migrasyonda anahtar rol oynarlar. Parakrin veya otokrin hormonlar gibi etki gösterebilirler . Hemojuvelin (HJV) ise BMP'nin ko-reseptörü olarak görev yapar ve BMP sinyalini artırır. HJV mutasyonunda BMP sinyali bozulur ve hepsidin ekspresyonu olmadığı için çok erken yaşta başlayan demir birikimi ortaya çıkar. Tüm BMP'ler, BMP reseptörleri tip I ve tip II'ye bağlanarak sinyalizasyon yaparlar, bu sinyalizasyon RSmad denilen intrasellüler proteinin fosforilasyonunu sağlar. Bunlar ana mediatör olan Smad-4 ile ilişki kurar ve bu protein nükleusuna taşınarak hepsidin gen transkripsiyonunu artırır (Şekil 20).

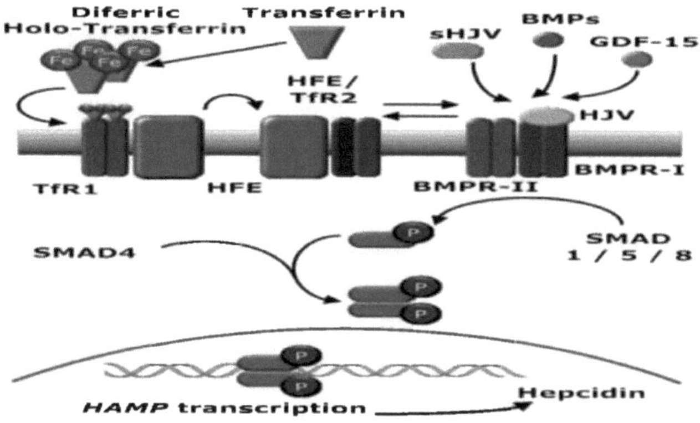

Şekil 20. Hepsidin regülasyonunda BMP/SMAD yolağının rolü .

2.4.6.1. Hepsidinin Regülasyonunda Demirin Rolü

Farelerde oral veya parenteral demir yüklemesi hepatik hepsidin mRNA ekspresyonunu arttırır. İnsanlarda tek doz oral demir (65 mg FeSO4) saatler içerisinde üriner hepsidin ekspresyonunu arttırır . Hepsidin diğer yandan demir ihtiyacının olduğu anemiler, hipoksi ve eritroid hücrelerin gelişmesi gibi durumlarda demirin mobilizasyonuna ve emilimine izin vermek için azalmaktadır .

Hepsidinin demirle olan regülasyonuyla ilgili en iyi bilgiler herediter hemokromatozis gen çalışmalarından elde edilmiştir. Hücresel(Hem demiri) ve hücre dışı demire(diyet demiri) duyarlı moleküller farklı gibi görünmelerine rağmen ikisinde de ortak olan yolak kemik morfogenik proteindir (Bone morfogenik protein= BMP). Birçok BMP invitro ve invivo olarak hepsidini stimule ederken, özellikle BMP6'nın demir fazlalığı durumlarında hepsidinin stimule edilmesinde önemli rolü vardır. BMP'ler BMP reseptörüne (BMPR) bağlanarak etki göserirler . Bu bağlanma sitoplazmik Smad1-5-8'in fosforilasyonuna o da Smad-4'ün fosforilasyonuna sebep olur. Smad-4 çekirdeğe geçerek transkripsiyon faktörü olarak rol oynar . Karaciğere spesifik Smad-4'ün farelerde ablasyonu (tahribi) hepsidin ekspresyonundaki azalmaya bağlı olarak demir yüklenmesi ile sonuçlanmıştır . HJV molekülü mutasyona uğramış veya HJV'si çıkarılmış farelerde hepsidinin yokluğuna bağlı olarak demir fazlalığı görülmektedir .

BMP ve HJV yolağına ek olarak hepsidinin demir tarafından regülasyonu için Tf'ye ihtiyaç vardır. Bu molekülü Tf reseptörü-2 (TfR2) ve HFE oluşturur. Bunların mutasyonu sonucu herediter hemokromatozisin erişkin formları ortaya çıkar . TfR2'nin benzeri olan TfR1, eritrositlerin demir-Tf kompleksinin uptake'i için gerekli bir reseptördür ve çoğu hücrelerde de bulunur. TfR2, primer olarak karaciğerde sentezlenir ve bu proteinin mRNA ekspresyonu demir seviyelerinden bağımsızdır . Demirin TfR2 molekülüne bağlanması ile stabilize olduğu düşünülmektedir .

HFE demir bağlayan proteinler olan TfR1 ve TfR2 ile interaksiyona giren yapısal olarak MHC tip2 proteinlerine benzer. HFE TfR1 ve TfR2 reseptörleri arasında serum demir-Tf konsantrasyonuna bağlı olarak gel-git yapar . Demir-Tf konsantrasyonu az olduğunda HFE TfR1 ile ilişkiye girerken, demir-Tf TfR1'e bağlandığında yani çok miktarda bulunduğunda HFE ayrılır ve TfR2 ile ilişkiye girer. Demir-Tf kompleksine yanıt olarak hepsidinin salgılanması için HFE ve TfR2 gereklidir . HFE/TfR2'nin hepsidini indüklediği net olmamakla birlikte iki hipotez öne sürülmüştür. Birinci hipotezde HFE-TfR2 kompleksinin BMP yolağını kullandığı düşünülmektedir. BMP inhibitörleri (noggin ve sHJV) hepsidin mRNA artışını, invitro Fe-Tf tedavisi alan hastaların hepatositlerinde engellemektedir . Demir-Tf kompleksinin TfR1'den TfR2'ye kayması HFE, TfR2, HJV ve BMP reseptörlerinden oluşan bir süperkompleks ile oluştuğu düşünülmektedir. Bu süperkompleksin SMAD'ları aktive etmesi sonucunda hepsidin ekspresyonu olmaktadır. İkinci hipotezde ise HFE/TfR2 MAPK/ERK yolağını kullanarak hepsidin ekspresyonuna sebep olduğu düşünülmektedir .

HJV GPI-çapalı bir proteindir ve çözünebilir formu olan sHJV'ye dönüşebilmektedir . sHJV salınımı, demir ve hipoksi tarafından regüle edilmektedir . Membrana bağlı HJV'nin aksine sHJV demire bağlı hepsidin üretimini inhibe etmekte, farelere enjekte edildiğinde ise Smad1,5,8 seviyelerini azaltıp, serum demir miktarını arttırdığı gösterilmiştir . sHJV'nin hepsidini inhibe etme mekanizması hala net olarak bilinmemektedir.

Hepsidin ekspresyonu, Demir-Tf kompleksinden başka hücre içi demir tarafından da regüle edilmektedir. Hücre içi demir düzenlenmesinde BMP6'nın rol aldığı düşünülmektedir . BMP6'nın mRNA ekspresyonu 3 hafta boyunca düşük (< 3 ppm), normal (200 ppm) ve yüksek demir (8300 ppm) diyeti alan farelerde incelendiğinde diyetteki demir miktarı ile BMP6 arasında doğru orantı bulunmuş. Ayrıca BMP6'nın direkt olarak HJV ile interaksiyona girdiği de gösterilmiştir. Farelerde BMP6'nın yıkımı ise düşük hepsidin ekspresyonu, ağır demir yükü dışında bir patoloji göstermemektedir. Bu durumlar BMP6'nın hepsidinin regülasyonundaki rolünü göstermektedir. BMP6'nın demir tarafından nasıl regüle edildiği ise henüz tam olarak bilinmemektedir.

HJV ile ilişkiye girip moleküler yapısını değiştiren başka moleküller de mevcuttur. Örneğin bir proteaz olan TMPRSS6 ve büyük multifonksiyonel transmembran proteini olan neogenin . Bu moleküllerin demir düzeyleri ile ilişkisi de henüz bilinmemektedir.

2.4.6.2.Hepsidinin Regülasyonunda Anemi ve Hipoksinin Rolü

Diyetle alınan veya hemoglobin yıkımı sonucu tekrar dolaşıma katılan demirin çoğu kırmızı kan hücrelerinin yapımı için yönlendirilmektedir. Nicolas ve arkadaşları, hepsidini kodlayan genin anemi, hipoksi ve inflamasyon tarafından düzenlendiğini bulmuşlardır (Şekil 21).

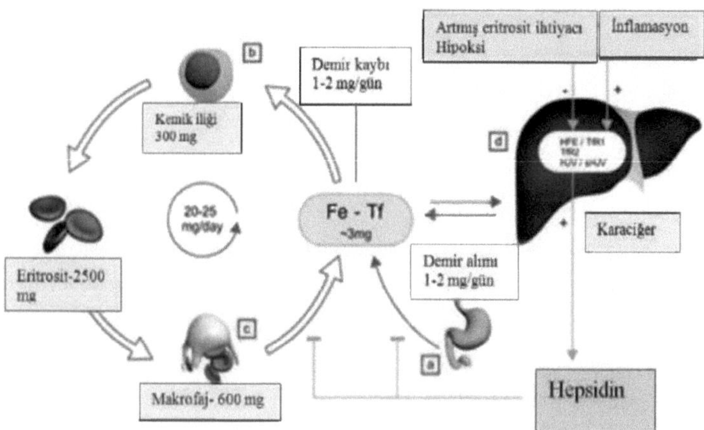

Şekil 21. Hepsidin salınımını etkileyen faktörler .

Hipoksi tek başına hepsidin sentezinin downregülasyonunu tetikleyebilir ve 5500m yüksekliği taklit eden hipobarik hipoksi odalarında barındırılan farelerde hepsidinin hızlı bir şekilde azaldığı gösterilmiştir. Oksijen kullanım yollarındaki enzimlerin çoğu demir bağımlıdır. Bundan dolayı hipoksi benzeri olaylarda organizmaların demir içeriğinin düşük olduğu bulunmuştur . Ayrıca, Hipoksi yetişkin böbreği ve fetüs karaciğeri tarafından yapılan eritropoietin üretimi için birincil düzenleyici sinyaldir. Eritropoetinin karaciğer hepsidin gen sentezini downregüle ettiği rapor edilmiştir.

Aneminin, hepsidini iki yolla regüle edebileceği düşünülmektedir. Bunlar, hepsidin gen ekspresyonunu düzenleyen muhtemel bir hipoksi ile indüklenen faktörün (HIF) yer aldığı doku hipoksisi ve transferrin doygunluğunun azalması sonucu eritropoezin uyarılarak indirekt olarak hepsidin sentezinin baskılanmasıdır. Hangi yolla olursa olsun, hepsidin sentezi talasemiler gibi inefektif eritropoezle giden hastalıklara eşlik eden demir yüklenmesine rağmen azalmış olarak bulunur. Bu durum hepsidin üretiminin anemi ile baskılanmasının, hepsidin sentezinin demir yüklenmesi ile uyarılmasına kıyasla daha güçlü bir etkiye sahip olduğunu göstermektedir. Bu hastalardaki düşük hepsidin düzeyleri, demirin aşırı emilimine ve organ hasarı ile sonuçlanan sistemik demir yüklenmesine sebep olmaktadır. Talaseminin ciddi formlarında, tekrarlanan kan transfüzyonları demir yükünü arttırır. Bunun sonucunda hastalarda göreceli hepsidin eksikliği, demiri toksik olmayan makrofaj havuzundan, demir toksisitesine karşı savunmanın daha az etkili olduğu diğer hücre tiplerine ve dokulara dağıtarak, demir toksisitesini arttırır .

2.4.6.3.Hepsidin Regülasyonunda İnflamasyonun Rolü

Hepsidin vücut savunması, inflamasyon ve demir metabolizması arasında önemli bir bağ oluşturmaktadır ve hepsidini kodlayan gen aynı zamanda inflamasyon tarafından düzenlenmektedir. Karaciğer, konak savunmasıyla ilgili akut faz proteinlerinin sentez artışından sorumludur. Akut faz proteinlerinden inflamasyon sürecinde, en azından %25 oranında plazma konsantrasyonları artanlar “pozitif akut faz proteinleri”, veya azalanlar “negatif akut faz proteinleri” olarak tanımlanır . Akut faz cevabı inflamasyona eşlik eden ana patofizyolojik fenomendir. Akut faz cevabı hem akut hem de kronik inflamatuar durumlarda etkilidir. Bunlar enfeksiyon, travma, infarkt, glomerulonefrit, inflamatuar artritler ve neoplazmlar gibi durumlardır. Hepsidin sentezi inflamasyon ve enfeksiyon süresince belirgin olarak artar ve serum demiri azalır . İnflamasyon sürecini takiben sitokinler başlıca makrofajlar ve monositler tarafından yapılır. Bunlar interlökin (IL)-6, IL-1, tümör nekrozis faktör (TNF), interferon ve transforming growth faktördür (TGF). IL- 6’nın varlığı akut faz reaktanlarının başlıca indükleyicisi olup akut faz protein yapımını stimule eder . Hepsidin sentezinin artışından IL-6’nın sorumlu uyarıcı olduğu çeşitli hayvan ve insan çalışmalarında gösterilmiştir. IL-6 infüzyonu yapılan gönüllü kişilerde saatler içerisinde idrarda hepsidin atılımının 7,5 kat arttığı, bu artışa serum demirinde ve transferrin saturasyonunda %30 azalmanın eşlik ettiği görülmüştür . Benzer şekilde subkutan turbentin (terbentin, neft yağı) enjeksiyonu ile oluşan inflamasyon sırasında, normal farelerin serum demirinde belirgin bir azalma görülürken, hepsidinden yoksun ve IL-6'dan yoksun farelerde bu cevabın kaybolduğu gözlenmiştir .

Nemeth ve arkadaşlarının yaptığı bir çalışmada infeksiyonu ve inflamatuvar hastalığı olan ve transfüzyonla demir yüklenmesi tedavisi yapılmış olan hastalarda idrarda hepsidinin atılımının belirgin olarak arttığı, invitro IL-6 ile hepsidin mRNA'sının belirgin olarak indüklendiği gözlenmiştir. Bu çalışmadan elde edilen sonuçlar, insan hepsidinin bir tip 2 akut-faz proteini olduğunu göstermiştir . Kemna ve arkadaşları ise 10 sağlıklı gönüllüye lipopolisakkarid enjeksiyonu yaparak oluşturdukları invivo insan endotoksemi modelinde, enjeksiyon sonrası 3. saatte IL-6 düzeylerinin, 6. saatte idrar hepsidin düzeylerinin arttığını ve bunu takiben serum demir düzeylerinin belirgin olarak azaldığını gözlemlemişlerdir . Ayrıca insanlarda IL–6 infüzyonu, hepsidin artışıyla birlikte demir azalması ile sonuçlanmış ve Transferrin saturasyonu (TSAT) %30'dan daha fazla düşmüştür .

Wrighting ve Andrews'in yaptıkları çalışmada, inflamasyonda IL–6 nın direkt olarak hepsidini indüklediği ve STAT-3'ün aktivasyonunu düzenlediğini göstermişlerdir . İnflamasyon olduğunda IL-6 salınır ve reseptörüne bağlanır. IL-6 ligand-reseptör ilişkisi "Janus kinazların" (JAK) aktivasyonuna yol açmaktadır. Bunlar da STAT (Sinyal Transdusırları ve Transkripsiyon Aktivatörleri) proteinlerinin fosforilasyonuna sebep olmaktadırlar. Özellikle fosforile olan STAT3 hücre çekirdeğine giderek hedef genlerinin transkripsiyonuna yol açmaktadır. IL-6, hepsidinin geni olan HAMP (9.kromozomda) transkripsiyonunu STAT3 üzerinden yapmaktadır ve bu molekülün HAMP promotorundaki regülatör elemente bağlanması sonucu hepsidin ekspresyonu indüklenmektedir. Yani inflamasyonda hepsidin artışı IL-6/STAT yolu ile olmaktadır. inflamasyon anemisinde hepsidinin IL-6 ile artması yanında bazı malignitelerde olduğu gibi sitokinlerin artmadığı durumlarda da karaciğerdeki STAT3 teki değişikliklerin hepsidin artışına yol açmasını ve anemiye neden olmasını açıklamaktadır. Ayrıca hepsidinin enflamasyon durumlarında artmasında STAT3'ün anahtar rol oynadığı, STAT3 inhibe edildiğinde hepsidinin artmadığı da gösterilmiştir.

İnflamasyon anemisi olan hastalarda inflamatuar sitokinlerin (IL- 1, TNF- α, IL-6, IFN- γ) hepsidinden bağımsız olarak eritropoetini baskıladığı veya doğrudan kemik iliği üzerinden eritropoezi etkilyebildiği gösterilmiştir. Ayrıca hepsidinin eritroid öncü hücrelerinin çoğalmalarını ve yaşam süresini azalttığı ve eritropoezi bozduğu da gösterilmiştir. İnflamasyon sırasında artan hepsidin düzeyleri, makrofajlar, hepatositler ve duodenal enterositlerde ferroportinin hücre içine alınımını ve yıkımını uyarmakta, böylece demirin bu hücrelerde tutulmasına ve plazmaya demir akışının önlenmesine yol açmaktadır. Saatler içerisinde, genç eritrositler tarafından demirin sürekli kullanılması plazma demirini azaltarak, hipoferremiye yol açmaktadır. İnsan karaciğer hücre kültürleri, fareler ve gönüllülerle yapılan bir çalışmada IL-6'nın enflamasyon sırasında hepsidin üretimi için gerekli bir sitokin olduğu ve IL-6 ile hepsidin aksının inflamasyondaki hipoferremiden sorumlu olduğu gösterilmiştir . Bu çalışmalardan elde edilen sonuçlar IL-6 – hepsidin aksının hipoferremik cevapta kritik bir öneme sahip olduğunu ve hepsidinin inflamasyondaki hipoferrimide rol alan temel aracı olduğunu göstermektedir. Enfeksiyon, enflamasyon anemisinde oluşan hipoferrinemi hastanın savunma mekanizmalarından biridir. Bu durumdan sorumlu hormon da hepsidindir. IL-6 ve diğer sitokinlerle hepsidinin arttığı, hemoglobin sentezi ve eritropoez için kullanılacak demiri, demir emilimini engelleyerek ve retikuloendotelyal sistemde demir blokajı yaparak azalttığı, hepsidinin arttığı bütün durumlarda anemi olduğu klinik durumlarda gösterilmiştir . Talasemi majör hastalarında da üriner hepsidin düzeyi transfüzyondan sonra önemli derecede artmaktadır .

Hepsidinin anahtar rolü juvenil (gençliğe ait) hemokromatozisi olan iki ailede homozigot olarak etkilenmiş hepsidin gen mutasyonu ile doğrulanmıştır. İnflamasyon anemisinde hepsidin yüz kat artış göstermektedir ve makrofajlarda demir sekresyonunda ve bu tür anemilerin tespitinde ölçülebilmektedir. Hepsidinin keşfi ve demir metabolizmasındaki rolünün tespiti, inflamasyon anemisinde ve hemokromatoziste yeni tedavi yaklaşımlarında yol gösterici olabilmektedir . Kronik inflamasyonlarda demirin makrofajlara geçişi özellikle eritrofagositosis ve protein divalent metal transporter 1 (DMT-1) transmembran proteini yoluyla gerçekleşmektedir .

Bakteriler konak oksijen radikallerine karşı süperoksit dismutaz yapımı için demir gereksinimine ihtiyaç duyarlar . Ancak çevredeki demir konsantrasyonunun azalması konağın mikroorganizma saldırısına karşı kendini savunması ve ideal şartlarda yaşamını sürdürmesi için yeterli değildir. Bu durum hem bakterinin hem de konağın üstesinden gelmesi gereken bir problemdir. Bakteri geliştirdiği siderophor'lar (yüksek affiniteli demir bağlayıcı moleküller) sayesinde konaktaki laktoferrin veya transferrindeki demiri tekrar ele geçirir. Konağın geliştirdiği savunma mekanizmaları, demir bağlayıcı protein yapımını arttırmak (örneğin: transferrin), diyetle alınan demir absorbsiyonunu düşürmek, mikroorganizma saldırısına karşı demir sekestre eden nötrofillerden apolaktoferrin salgılaması yapmaktır. Hepsidin, makrofajlardan apolaktoferrin salgılanmasını indükler, bu molekül bakteriden demiri çalar. Kanda ve hücre içindeki bakteri zayıf düşebilir veya biyofilmler gelişmeyebilir . Hepsidin diğer savunma amaçlı olan antimikrobiyal peptidlere benzer. Bakterilerle karşılaştığında öldürücü bir antimikrobiyal peptiddir. Ancak diğer savunuculardan bazı yapısal farklılıkları vardır. Örneğin karaciğer tarafından yapılır ve kemotaktik özellikleri bulunmaz [29]. Böylece hepsidin infeksiyonların etkisini azaltır, kısmen antimikrobiyal etkisi olan, bir akut faz proteini olup demirin azalmasına neden olur . Farelerde hepsidin geninin bir NFκB bağlayıcı bölgesi tanımlanmıştır. Sonuç olarak inflamasyon süreci, enfeksiyon ve muhtemelen kanser gibi olaylar hepsidini yükseltir ve enterositler, hepatositler ve makrofajlardan demir salgılanmasını azaltır (Şekil 22). Serum demirindeki düşüş bakteri ve tümör hücreleri için kullanılabilir demirin azalmasına yol açar. Hepsidin reseptörlerinin artması tümör hücrelerinin demir açlığından ölmelerini indükleyen tek mekanizma olabilir. Ancak uzun dönemde hepsidin tarafından indüklenen bu demirin azalması kronik hastalık anemisiyle sonuçlanır .

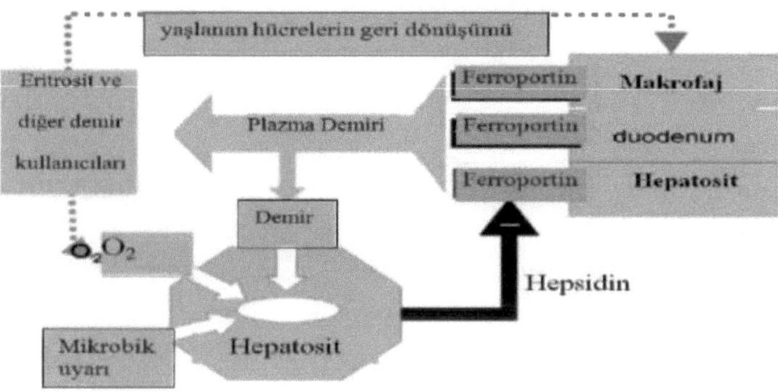

Şekil 22. Plazma hepsidin düzeyinin demir düzeyi, anemi ve hipoksi ile düzenlenmesi .

2.4.6.4. Hepsidin Regülasyonunda Eritropoetik Aktivitenin Rolü

Hepsidin, inefektif eritropoezin eşlik ettiği anemilerde (demir eksikliği anemisi, hemolitik anemi gibi) azalmıştır ancak hepsidinin azalmasına yol açan moleküler mekanizmalar aynı olmayabilir. Yolakların moleküler detayları net olmamakla birlikte kemik iliğinde gelişmekte olan eritroblastlar tarafından salınan solubl proteinler, azalmış demir sirkülasyonu, depo demiri veya hipoksinin rol oynadığı düşünülmektedir . Kanama veya hemoliz yapılarak oluşturulan fare anemi modellerinde hepsidin supresyonu normal eritropoetik aktiviteye bağımlıdır. Eritropoetik aktivite sitotoksik ajanlar veya radyosyona bağlı olarak inhibe edildiğinde ciddi anemiye rağmen hepsidin mRNA'da azalma görülmemektedir . İnefektif eritropoezdeki hepsidin supresyonundan eritroid prekürsörleri tarafından oluşturulan growth differentiation factor 15 (GDF15) ve twisted gastrulation protein 1 (TWSG1) sorumlu tutulmaktadır . GDF15 TGF-B'nın ailesindendir. GDF15'i çıkarılmış farelerde herhangi bir demir anomalisi görülmemekte iken yüksek doz GDF15 invitro olarak hepsidin mRNA üretimini suprese etmektedir. Bu dozlar β-talesemide, konjenital diseritropoetik anemi tip 1 gibi anemilerdeki yüksek doz GDF15 ile kıyaslanabilecek düzeydedir . TWSG1, eritroblastların matürasyonu sırasında BMP-bağlayıcı protein olarak rol alır. Ayrıca in-vitro olarak hepsidini baskılar. Talasemi hastalarında TWSG1'in ekspresyonunun farelerde arttığını bilmekteyiz .

Hipokside hepsidin azalmaktadır . Hipoksi ile uyarılabilir faktör (HIF) yolağındaki değişiklikler hepsidin ekspresyonunu etkilemektedir. HIF'in direkt hepsidin üzerine etkisi bilinmemektedir. Bu konuda birbiri ile çelişen çalışmalar mevcuttur. Hipoksinin indirekt etkileri önemli olmaktadır. Hipoksi ile indüklenen EPO, hepsidin üretimini suprese ederken, EPO tarafından stimüle edilen eritroblaslardan salgılanan maddeler demirin hemoglobin sentezi için kullanımını sağlamaktadır.

2.4.7. Hepsidinin Hastalıklar ile ilişkisi

Hepsidinin eksikliği veya yokluğu demir yüklenmesi ile seyreden hastalıklar (herediter hemokromatozis tipleri, karaciğer hastalıkları, demir fazlalığı ile giden anemiler, hepatit C vb.) ile ilişkili iken fazlalığı ise demir yoksunluğu ve anemi (inflamatuvar anemiler, kronik böbrek hastalıkları, demire dirençli demir eksikliği anemisi, hemoliz vb.) ile ilişkilidir.

Hepsidinin eksikliğinde veya yokluğunda aşırı demir emilimi ile seyreden hastalıklar görülür. Hepsidinin eksikliğinde enterositlerin bazolateral yüzlerindeki ferroportin molekülü artar, bu da diyetle alınan demirin plazmaya geçişi ile sonuçlanır. Bununla birlikte makrofajların yüzeylerindeki ferroportin artışına da yol açar ve demirin dışa transportuna neden olur. Artmış plazma demiri ise başta karaciğer olmak üzere demir depolayan hücrelerde demir birikimine sebep olur. Karaciğer transferrin (Tfr) ile bağlı olmayan serbest demiri plazmadan aldığı için demirin depolandığı başlıca organ olmaktadır. Juvenil hemokromatozis ve talesemi intermedia gibi hızlı demir birikimi görülen hastalıklarda kalpte ve bazı endokrin organlarda kalıcı demir depolanması görülmektedir. Herediter hemokromatoziste hepsidin yokluğu, hepsidini kodlayan gendeki mutasyondan veya hepsidin regülatörlerini kodlayan genlerdeki mutasyonlardan kaynaklanmaktadır. Hemokromatozisin çok nadir görülen bir formu ise hepsidin eksikliğinden değil de ferroportinin hepsidine rezistansından kaynaklanır. Hemokromatoziste hepsidin regülatörlerinin mutasyonları HFE, TfR2, ve HJV'dir. Hastalığın ağırlığı ile hepsidinin yokluğu arasında korelasyon vardır. TfR2 ve HFE mutasyonları daha hafif klinikle karşımıza çıkar. Beta talesemi ve konjenital diseritropoetik anemiler gibi demir birikimi olan anemilerde sistemik demir birikimine rağmen serum ve idrar hepsidin seviyelerinde azalma mevcuttur . Hepsidin supresyonunun sebebi yüksek eritropoetik aktivite etkisinin demir yüksekliğinin etkisine göre hepsidini daha fazla baskılamasıdır. GDF15 ve TWSG1 hepsidin supresyonuna yol açtığı düşünülmektedir. Transfüzyonların hepsidin seviyesinde düşüşe yol açmasının, eritropoezin azalması ve demir artışına bağlı olduğu düşünülmektedir. İlginç olarak talasemi intermedia hastalarının karaciğerlerindeki demir konsantrasyonu, düzenli transfüzyon yapılan talesemi major hastaları ile aynı düzeydedir ancak hücresel dağılım açısından farklılık gösterir. Talasemi intermedia hastalarında herediter hemokromatozis hastalarındaki gibi karaciğerde demir depolanması görülür ancak Talesemi majordaki yüksek hepsidin düzeylerine bağlı esas birikim makrofajlarda görülür. Bu hastalarda terapotik amaçlı hepsidin kullanımı makrofajlardan daha az toksik olan parankimde demir depolanmasını sağlayabilir.

Hepsidinin aşırı üretimi, fare deneylerinde hipoferrinemi ve anemi ile sonuçlanmıştır . İntraperitoneal hepsidin enjeksiyonu farelerde 1 saat içinde hipoferritinemi ile sonuçlanmış ve bu durum 3 gün sürmüştür . Gebelik dönemindeki farelerde yapılan çalışmada hepsidinin fazla üretimi intrauterin ciddi hipokromik mikrositer anemi ile sonuçlanmıştır . İnsanlarda hepsidinin fazlalığı nedeni ile ortaya çıkan anemi kronik hastalık anemisine, kronik böbrek hastalığına (KBY, Glomerulonefrit vb.), hepsidin üreten hepatik adenomlara, demire refrakter demir eksikliği anemisine yol açmaktadır. İnflamatuar hastalıklarda hepsidin üretimi sitokinler ile özellikle de IL-6 ile sağlanmaktadır. Hepsidin romatolojik hastalıklarda, inflamatuar barsak hastalıklarında ve multiple myelomda da yükselmektedir ancak hepsidinin bu hastalıklarda ortaya çıkan anemide esas faktör olup olmadığı henüz belli değildir. Farelerde yapılan deneylerde artmış hepsidin, demir eksikliğinin yanında eritropoetine karşı ortaya çıkan yanıtı azaltmaktadır ki bu da kronik hastalık anemisinde karşımıza çıkar. Hepsidin, inflamasyona bağlı ortaya çıkan anemide eritrosit ömrünü etkilememektedir. Hepsidinin EPO supresyonundaki mekanizması hala açıklığa kavuşmuş değildir. İnflamasyon durumunda hepsidinin etkisini açığa çıkarmak için hepsidine selektif bir inhibitörün kullanılması için ileri çalışmalar gereklidir. Hepsidin üretiminin pozitif ve negatif regülatörleri, sinyal yolakları ve oluşturdukları hastalıklar tablo 1'de gösterilmiştir.

Tablo 1: Hepsidin üretiminin pozitif ve negatif regülatörleri, sinyal yolakları ve oluşturdukları hastalıklar.

Hepsidin'in Pozitif Regülatörleri	**Sinyal Yolağı**	**Hastalık**
İnflamasyon (IL-1, IL-6)	STAT-3	Kronik hastalık anemisi
Demir depoları fazlalığı (mHJV)	BMP'ler/SMAD4	Hemokromatozis
Demir depoları (HFE,TfR2)	BMP'ler/SMAD4	Hemokromatozis
Karaciğer metabolik aktivitesi	C/EBPα	-
Oksijenazlar	?	-
Hepsidinin Negatif Regülatörleri	**Sinyal yolağı**	**Hastalık**
Hipoksi (HIF1, sHJV, ROS)	HIF-1 BMP'ler/SMAD Oksijenaz inhibisyonu	-
Demir depoları azlığı (matriptaz-2, sHJV, GDF15)	BMP'ler/SMAD inhibisyonu	DDDEA, demir eksikliği
Eritropoezis (GDF15 ve diğerleri?)	BMP'ler/SMAD inhibisyonu ve diğerleri	Talasemi, KDA1
Eritropoetin?	C/EBPα blokajı	
Oksidatif stres (ROS)	C/EBPα, STAT3 blokajı Oksijenaz inhibisyonu HDAC aktivasyonu	Hepatit C ve viral-alkolik karaciğer hastalığı

DDDEA:demire dirençli demir eksikliği anemisi, KDA1: konjenital diseritropoetik anemi tip1 .

2.4.7.1. Hepsidinin Böbrek Hastalıklarıyla İlişkisi

Böbrek fonksiyonlarının ileri derecede azalmasıyla birlikte eritropoietin üretim eksikliğine bağlı olarak yavaş yavaş anemi gelişir. Eritrosit ömrünün kısalması da (hemoliz, kanama ve artmış oksidatif stresin yol açtığı) bu sürece katkıda bulunur. KBY'de kronik inflamatuar bir süreç vardır. Bu inflamatuar sürece enfeksiyon insidansında artış, üremik ortam, proinflamatuar sitokin düzeylerinin yükselmesi ve sıklıkla yaygın aterosklerozun bulunması gibi çok sayıda faktör eşlik eder. SDBY'de eritropoetin tedavisine rağmen dirençli aneminin olması inflamasyon üzerine ilginin odaklanmasına yol açmıştır. Böbrek fonksiyonun bozulması her tür inflamatuar cevabı arttıracaktır. Bunun nedeni inflamasyonla ilişkili direkt veya indirekt etkili faktörlerin böbreklerden temizlenmesinin azalmasıdır. Örneğin; proinflamatuvar sitokinlerden IL-6, CRP, TNF-α ve IL-1 gibi serum yarı ömürleri böbrek fonksiyon bozukluğu olan hayvanlarda artmıştır . Böbrek yetersizliğinde hem endotelyal disfonksiyon ve aterosklerozis görülür hem de kardiyovasküler komplikasyonların sıklığı artmıştır. Böbrek yetersizliğinin tek başına aterosklerozis ve kardiyovasküler hastalık için bir risk faktörü olduğu da rapor edilmiştir. Bu duruma aynı zamanda inflamasyon da yol açabilir. Demir eksikliği veya fonksiyonel demir eksikliği tanısı özellikle akut veya kronik inflamatuar durumu olan hastalarda zordur. Çünkü demir metabolizmasındaki biyokimyasal belirteçlerin çoğu akut faz proteinidir. Allen ve arkadaşlarının ileri sürdüğü hipotez bu hastalarda artmış inflamatuar aktivite ve sitokin düzeyi nedeniyle daha yüksek dozlarda eritropoetine ihtiyaçları olduğudur . Bu nedenle proinflamatuar sitokinlerle hepsidinin etkileşimi bu hastalarda fonksiyonel demir eksikliğine aracılık eder. Bu durum hastalardaki yükselmiş ferritinin, kötü demir emiliminin ve makrofajlardan demir salınımının bozukluğunu açıklar (Şekil 23).

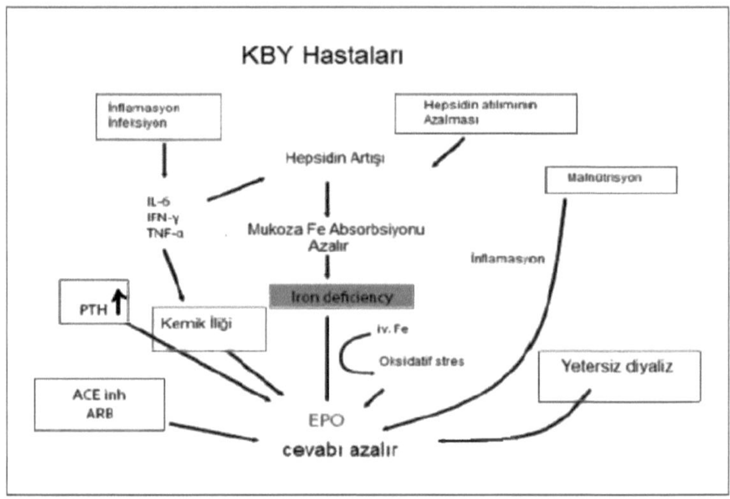

Şekil 23. KBY'de anemi ve hepsidinin muhtemel rolü.

Hepsidin, KBY'deki anemide ve kronik hastalık anemisi (KHA)'si olan hastalarda yüksek düzeylerde bulunmuştur . KBY'ye bağlı Demir eksikliği ve kronik inflamasyonun tedavisinde ekzojen verilen eritropoetine cevabı azaltan sebepler arasında; KBY'li hastaların eritropoietin ile tedavisinde sıklıkla sergilenen durum fonksiyonel demir eksikliğidir. Örneğin TSAT düşüklüğü ile birlikte serum ferritin düzeyi normal veya yüksektir. Bunun nedeni muhtemelen CRP yüksekliğidir. Deneysel çalışmalar göstermiştir ki, inflamasyonu indükleyen değişiklikler öncelikle hepatik hepsidin sentezini arttırır böylece serum TSAT'ın düşmesine neden olur. İnflamasyona bağlı anemisi olan hastalarda hepsidinin ne serumda ne de idrarda serum ferritin ile korelasyonu gösterilememiştir . Hepsidin, hepatik demir depoları ve hemoglobinle korelasyon gösterir, fakat hepatit C'li hastalardaki inflamasyonla korelasyonu gösterilememiştir . Ekzojen eritropoetin ile tedavi edilen hastalarda, mutlak demir eksikliği, demir dışardan verilmedikçe hızla gelişir. Böbrekten ve karaciğerden yapılan hepsidin benzer özellikler gösterir. Eritropoietin ile tedavi edilen hemodiyaliz hastalarında gerçekleştirilen bir çalışmada, serum prohepsidin düzeylerinin sağlıklı gönüllülerle karşılaştırıldığında belirgin yüksek olduğu görülmüştür .7

3. GEREÇ VE YÖNTEM

3.1. Deneyin Kurgulanması

Bu çalışma Gaziantep Üniversitesi Tıp Fakültesi Deney Hayvanları Etik Kurulu onayı (26.12.2011/57) alındıktan sonra Gaziantep Üniversitesi Tıp Fakültesi Deney Hayvanları Laboratuvarında yapıldı. Histopatolojik incelemeler ise Gaziantep Üniversitesi Tıp Fakültesi Patoloji Anabilim Dalı'nda gerçekleştirildi. RNA izolasyonu ve RT-PCR çalışmaları Gaziantep Üniversitesi Tıp Fakültesi Şahinbey Eğitim ve Araştırma Hastanesi Moleküler Genetik Tanı Laboratuvarında bulunan cihazlar kullanılarak yapıldı.

Bu çalışmada toplam 20 adet erişkin 200-250 gram ağırlığında Wistar Albino erkek sıçan kullanıldı. Deney öncesi tüm hayvanlar tel kafeslerde 12 saat gece 12 saat gündüz sirkadiyan ritimde, ortam sıcaklığı 24-26 °C ve nem oranı %50-60 olacak şekilde tutuldu. Sıçanların beslenmesinde standart ticari pellet yemi ve şehir içme suyu kullanıldı.

Grup I: Kontrol grubu: Bu gruptaki deneklere herhangi bir tedavi verilmedi. Kontrol grubu olarak değerlendirildi. Bu deneklere anestezi sonrası laparotomi uygulanarak kan ve böbrek dokusu örnekleri alındı.

Grup II: İ/R Grubu: Bu gruptaki deneklere herhangi bir tedavi verilmedi. Laporotomi sonrası tek taraflı renal arterlere atravmatik vasküler klemp konarak 60 dk. boyunca iskemi uygulandı . Deneklerin tümü 48 saatlik reperfüzyon sonrasında tekrar laporotomi yapılarak kan ve böbrek dokusu örnekleri alındı. Genetik analizlerde, iskemi grubundaki sıçanlarda iskemi yapılan sol böbrek ile aynı sıçanın iskemi yapılmayan sağ böbreği kontrol alınarak karşılaştırılmıştır.

3.2. Böbrek İ/R Modeli

Bütün denekler 10 mg/kg ksilazin (Rompun, Bayer, Türkiye) ve 40 mg/kg ketamin (Ketalar, Eczacıbaşı, Türkiye) anestezisi intraperitonal (i.p) olarak uygulandı ve deney masasına alındı. Her iki gruptaki deneklerin abdominal bölgeleri tıraş edilip %10 polivinilpirolidon iyot kompleksiyle (Batticon, Adeka) sterilize edildi. Abdominal bölgeye orta hat üzerinde yaklaşık 3 cm'lik cilt kesisi yapıldı. Karın içi görünür hale getirildikten sonra karın içi organlar kenarlara doğru çekildi. Böylece renovasküler yatak görünür hale getirildi. Kontrol grubuna herhangi bir işlem uygulanmaksızın, İ/R grubunda sol böbrek pedinkülü ortaya konulduktan sonra bir adet atravmatik klemp 60 dakika boyunca uygulandıktan sonra klemp kaldırıldı. Klemp uygulaması sonrası böbrekte renk değişikliği gözlendi. Tüm gruplarda 60 dakikalık iskemi süresince açıkta kalan karın bölgesi üzerine ılık serum fizyolojik ile ıslatılmış spanç konuldu. 48 saatlik reperfüzyon uygulanacak deneklerin ise iskemi işlemi tamamlandıktan sonra laparotomi insizyonu primer 3/0 ipek iplikle kapatıldı. Bu deneklere 48 saat sonra tekrar anestezi işlemi uygulanarak laparotomi insizyonları tekrar açıldı. Her gruptan klemp uygulaması yapılan sol böbrek dokusu ile kontrolü olarak sağ böbrek dokusu alındı aynı zamanda biyokimyasal parametler için kalpten de kan alındı. Alınan böbrek dokusu kapsül sıyrıldıktan sonra bisturi yardımıyla longitudinal kesiyle ikiye ayrıldı, bir parçası histopatolojik inceleme için % 10' luk formalin solüsyonuna konuldu ve diğer kısmı ise RNA izolasyonu yapılıncaya kadar -80 °C'de saklandı. (Resim 1.)

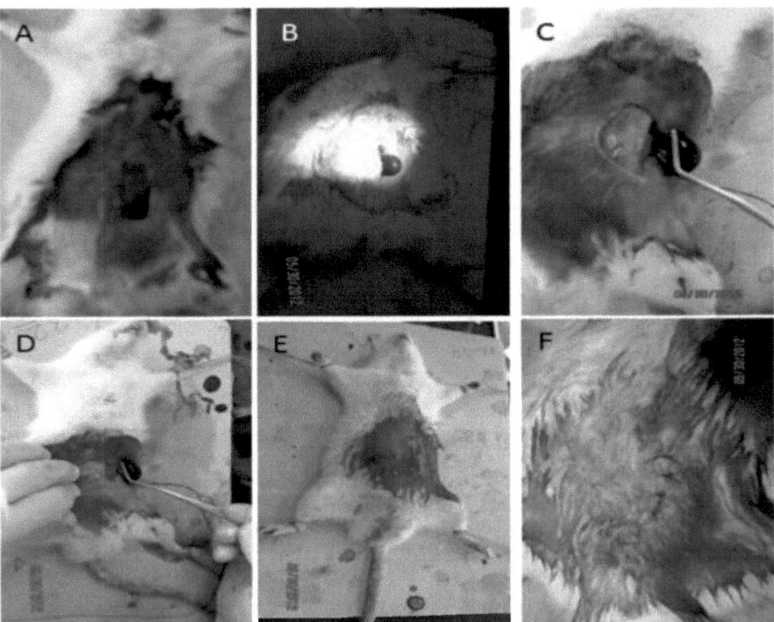

Resim 1. Böbrekte İ/R Modeli. A) Anestezi sonrası deney masasına alınan sıçanlar %10 polivinilpirolidon iyot kompleksiyle sterilize edildi ve abdominal bölgeleri tıraş edilip laparatomi yapılarak karın iç bölgesi görünür hale getirildi B) Deneklerin sol böbrek dokusu ortaya çıkarıldı. C) Renal arter ve vene klemp uygulaması yapıldı D) 60 dakika boyunca klemp uygulamasına devam edildi. E ve F) 60 dakika iskemi sonrası laparotomi insizyonu primer 3/0 ile kapatıldı.

3.3. Böbrek Histopatolojik Preparatlarının Hazırlanması

Histopatolojik analiz için %10'luk formalin içinde tespit edilen böbrek örnekleri fiksasyon sonrası rutin histolojik parafin takip metodu kullanılmak suretiyle alkol ve ksilen serilerinden geçirilerek parafine gömüldü. Parafin bloklara gömülen dokulardan mikrotom (Leica Rotary) yardımı ile 5 µm kalınlığında kesitler alındı. Alınan kesitler Hematoksilen-Eozin (H&E) ile boyanarak x100 büyütme ile ışık mikroskobunda incelenerek fotoğrafları çekildi.

Histopatolojik incelemeye alınan doku örnekleri genel doku kompozisyonu göz önünde bulundurularak semikantitatif değerlendirme sonucu skorlandı. Alınan böbrek örneklerinin patolojik incelemesinde, fırçamsı kenar kaybı, ekstravazasyon,, tubuler cast yapıları, tubul epitel hücrelerinde nükleus kaybı, tubuler dilatasyon ve intersitisyel lenfosit birikimi, tubuler nekroz parametreleri 0-5 arasında skorlama yapılarak normal böbrekle İ/R yapılmış böbrekle karşılaştırıldı. Bu skorlama daha önce böbrekte İ/R modelinde yapılan benzer skorlama çalışmaları referans alınarak (**0:** normal doku, **1:** şişmiş tübüler epitelyum hücreli alanlar, vakuoler bozulmalar, nekroz alanları %25'den az, **2:** nekroz alanları %25-50 arası, **3:** nekroz alanları %50-75 arası **4:** nekroz alanları %75'den fazla **5**: tam kortikal nekroz) skorlandı .

3.4. Total RNA izolasyonu

İ/R deney süresi sona erdiğinde her bir gruba ait sıçanlar anestezi sonrası laparotomi kesisi açılarak her iki böbrek dokusu hızlı bir şekilde çıkarıldı. 25 mg doku örneklerinden alınarak homogenizatörde Qiagen Tissue Lyser (Hilden Germany) homogenize edilmiştir. QIAGEN QIAcube (Almanya) model cihaz da RNA izolasyonu için gerekli ayarlamalar yapılarak homogenize edilen örneklerin bulunduğu tüpler bu cihaza yerleştirilmiştir. RNA izolasyonu için gerekli program ayarlanarak RNA elde işlemi tamamlandı. Elde edilen RNA lar spektrofotometrede ölçüldükten sonra -80 °C'de saklanmıştır.

3.5. cDNA eldesi

İzole edilen RNA' lar çalışma yapılacağı ana kadar -80°C de bekletildi. Daha sonra spektrofotometre de ölçümü yapılan RNA' ların yoğunluğuna göre 0,2 lik polimeraz zincir reaksiyonu (PCR) tüplerine konularak ilk başta denatürasyon aşaması yapıldı. Denatürasyon aşaması: 65°C de 5 dakika Denatürasyon aşamasından sonra tüpler hemen buz bloğu üzerine alındı. Daha sonra cDNA aşaması için her hasta için karışım hazırlandı.

cDNA karışımının hazırlanması:

Reverse Transkriptase 10x buffer = 2,5 μl

dNTP = 2,5 μl

Random nanomer = 5,25 μl

RNAse inhibitör = 0,5 μl

Reverse Transkriptase = 0,5 μl

Hazırlanan karışım denatüre olmuş RNA' lar üzerine toplam hacim kadar dağıtıldı ve geri kalan kısım d H_2O ile tamamlandı (toplam hacim dH_2O ile birlikte 25 μl ye tamamlandı). PCR cihazına yerleştirilerek cDNA aşaması yapıldı. cDNA protokolü: 42°C de 60 dakika, 85 °C de 5 dakika, 4 °C de ∞ olarak kullanıldı.-20'de saklandı.,

3.6. PCR ile cDNA'ların Çoğaltılması

PCR için hazırlanan PCR karışımları ABI 9700 Thermal cycler cihazı ile çalışılmıştır. PCR çalışmasına PCR karışımları 94 ^{0}C'de 5 dakika bekletilerek başlandı. Daha sonra 94 ^{0}C'de 30 saniye, her primer çifti için belirlenen sıcaklıkta 30 saniye ve 72^{0}C'de de 30saniye bekletilen toplam 37 döngü ile çoğaltılmışlardır. 37 döngü sonunda tekrar 72 ^{0}C'de 2 dakika bekletildikten sonra PCR ürünleri +4^{0}C'de bekletilmişlerdir (Tablo 2.).

Tablo 2. cDNA sentezi için kullanılan karışım içeriği

Karışım	**Miktar(μl**
10X Buffer RT	2,5
$MgCl_2$	2,5
Deoksinukleotid	2,5
Random-dT Primer (10μM)	2,5
RNase inhibitör (10 ünite/μl)	1
AMV Transcriptase	0,8
RNase Free Water	0,2
cDNA	2
TOPLAM	14

cDNA tepkime koşulları;
25° C'de 10 dk
42° C'de 60 dk
99° C'de 5 dk
+4° C'de 5 dk

Uygulanan karışım ve tepkime koşulları sonucunda RNA' dan cDNA elde işlemi tamamlanmış oldu. Elde edilen cDNA'lar -20 °C de saklanmak üzere buzdolabına kaldırıldı.

3.7. Primer Dizilerinin Hazırlanması

Çalışmada kullanılan gen bölgelerine ait primer dizi bilgileri tablo 3. de belirtilmiştir.

Tablo 3. Çalışmada kullanılan gen bölgelerine ait primer dizi bilgileri

GEN	DİZİ	Tm (°C)	UZUNLUK (bp)
BMP-6	Sense: 5'-CGACACCACAAGGAGTTCAA-3'	58,05	407
	Anti-sense 5'-ACCTCGCTCACCTTGAAGAA-3'	58,95	
GDF-15	Sense: 5'-CCCAGCTGTCCGGATACTC-3'	59,26	628
	Anti-sense 5'-ATCATAAGTCTGCAGTGACA-3'	54,09	
Hjv/Hfe2	Sense: 5'- CCATGGCAGTCCTCCAACTCTA-3'	61,48	1037
	Anti-sense 5'- AGACGCAGGATTGGAAGTAGGC-3'	62,37	

3.8. RT-PCR (Revers-Transkriptaz PCR)

RT-PCR aşamasından önce analizi yapılacak genlerin primerlerinin dizaynı sonucunda elde edilen %GC, Tm (Melting Temperature-Erime sıcaklığı) ve her gene ait baz uzunluk değerleri göz önünde bulundurularak, her gen bölgesine özgü optimum PCR şartları belirlendi. Optimum şartların belirlenmesi için yapılan Gradient PCR aşaması Corbett Research (Model: RG-600, Avustralya) ile gerçekleştirildi. Her gene ait belirlenen PCR koşulları ise Applied Biosystem GeneAmp® PCR System 9700 PCR cihazı ile gerçekleştirildi. Her gene ait PCR koşulları aşağıda gösterilmiştir.

3.9. Gen bölgelerinin çalışma koşulları

3.9.1. *BMP-6*

BMP-6 genine ait RT-PCR karışım içeriği, RT-PCR reaksiyonu koşulları ve Gradient PCR sonuçları tablo 3., tablo 4. ve resim 2. de belirtilmiştir.

Tablo 3. *BMP-6* genine ait RT-PCR karışım içeriği.

Karışım	**Miktar (µl)**
ddH_2O	14,9
10x Buffer	2.5
$MgCl_2$	2,5
dNTPs	2,5
Forward Primeri	0,2
Revers Primeri	0,2
Taq DNA Polimeraz	0,1
cDNA	2,0
Toplam	**25**

Tablo 4. *BMP-6* genine ait RT-PCR reaksiyonu koşulları

Basamak	**Sıcaklık**	**Süre**	**Döngü Sayısı**
Denatürasyon	95	5 dk.	1
2.denatürasyon	95	45 sn	35
Bağlanma (Anneling)	59	45 sn	
Uzama (Elongation)	72	45 sn	
Son Uzama (Final Elongation)	72	7 dk	1

Resim 2. *BMP-6* genine ait Gradient PCR sonuçları

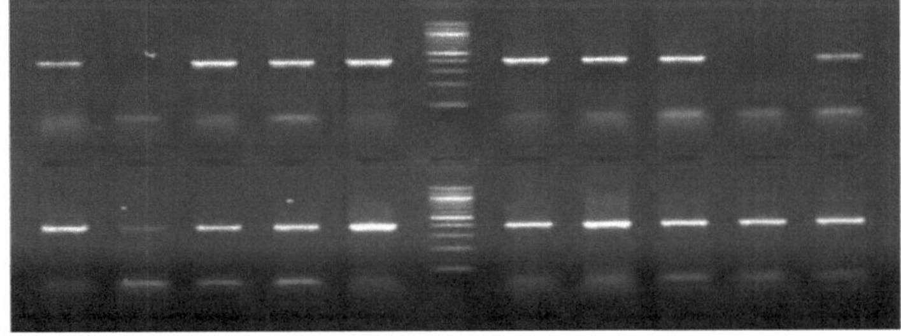

3.9.2. *GDF-15*

GDF-15 genine ait RT-PCR karışım içeriği RT-PCR reaksiyonu koşulları ve Gradient PCR sonuçları tablo 5, tablo 6. ve resim 3. de belirtilmiştir.

Tablo 5. *GDF-15* genine ait RT-PCR karışım içeriği.

Karışım	Miktar (µl)
ddH_2O	13,4
10x Buffer	2.5
$MgCl_2$	2,0
dNTPs	2,0
Forward Primeri	0,2
Revers Primeri	0,2
Taq DNA Polimeraz	0,1
Q solüsyonu	2,5
cDNA	2,0
Toplam	**25**

Tablo 6. *GDF-15* genine ait RT-PCR reaksiyonu koşulları

Basamak	Sıcaklık	Süre	Döngü Sayısı
Denatürasyon	94	5 dk.	1
2.denatürasyon	94	45 sn	35
Bağlanma (Anneling)	53-63	45 sn	
Uzama (Elongation)	72	45 sn	
Son Uzama (Final Elongation)	72	7 dk	1

Resim 3. *GDF-15* genine ait Gradient PCR sonuçları

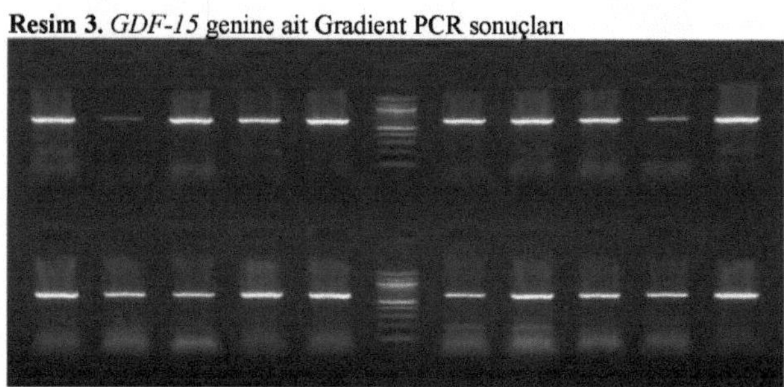

3.9.3. *HJV*

Hjv genine ait RT-PCR karışım içeriği, RT-PCR reaksiyonu koşulları ve Gradient PCR sonuçları tablo 7., tablo 8. ve resim 4. de belirtilmiştir.

Tablo 7. *Hjv* genine ait RT-PCR karışım içeriği.

Karışım	Miktar (µl)
ddH_2O	16,5
10x Buffer	2.5
$MgCl_2$	2
dNTPs	1,5
Forward Primeri	0,2
Revers Primeri	0,2
Taq DNA Polimeraz	0,1
cDNA	2,0
Toplam	**25**

Tablo 8. *Hjv* genine ait RT-PCR reaksiyonu koşulları

Basamak	Sıcaklık	Süre	Döngü Sayısı
Denatürasyon	95	5 dk.	1
2.denatürasyon	95	45 sn	30
Bağlanma (Anneling)	61	45 sn	
Uzama (Elongation)	72	45 sn	
Son Uzama (Final Elongation)	72	7 dk	1

Resim 4. *Hjv* genine ait Gradient PCR sonuçları

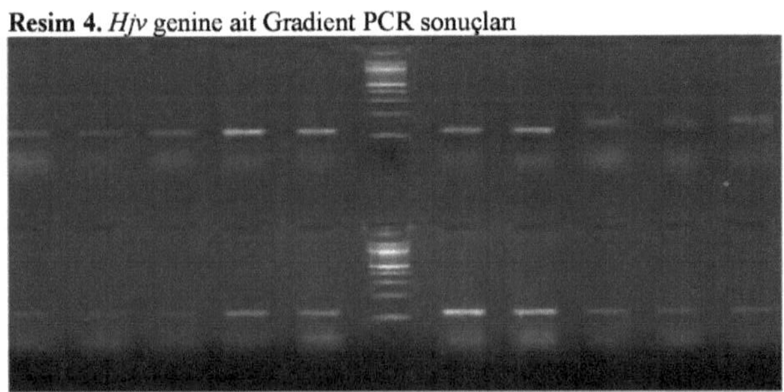

3.9.4. *β-Actin (Housekeeping gene= Ekspresyonu değişmeyen temel gen)*

β-Actin genine ait RT-PCR karışım içeriği, RT-PCR reaksiyonu koşulları ve gradient PCR sonuçları tablo 9. tablo 10. ve resim 5. de belirtilmiştir.

Tablo 9. *β-Actin* genine ait RT-PCR karışım içeriği.

Karışım	**Miktar (μl)**
ddH_2O	16,5
10x Buffer	2.5
$MgCl_2$	2,5
dNTPs	1,5
Forward Primeri	0,2
Revers Primeri	0,2
Taq DNA Polimeraz	0,1
cDNA	2,0
Toplam	**25**

Tablo 10. *β-Actin* genine ait RT-PCR reaksiyonu koşulları.

Basamak	**Sıcaklık**	**Süre**	**Döngü Sayısı**
Denatürasyon	95	3 dk.	1
2.denatürasyon	95	45 sn	35
Bağlanma (Anneling)	59	45 sn	
Uzama (Elongation)	72	45 sn	
Son Uzama (Final Elongation)	72	7 dk	1

Resim 5. *β-Actin* genine ait Gradient PCR sonuçları

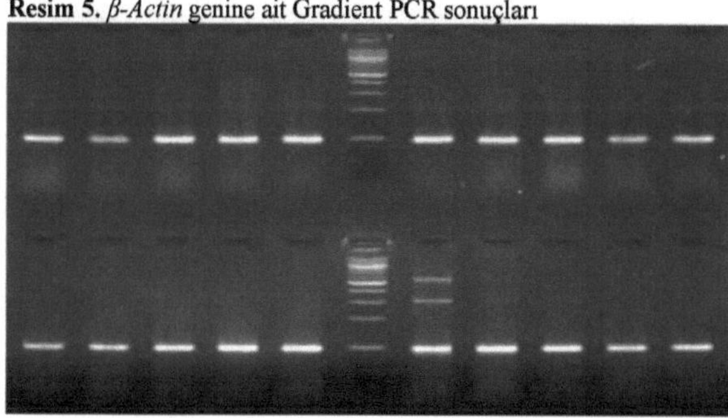

3.10. PCR Ürünlerinin Agaroz Jelde Görüntülenmesi

RT-PCR sonucu çalışılan genlerin cDNA'sından gerçekleştirilen PCR'lar sonucunda elde edilen PCR ürünleri, PCR tepkimesinin çalışmış olduğunun teyit edilmesi amacıyla % 2 'luk olarak hazırlanan agaroz jelde 150 Volt'ta 30 dakika yürütüldü. Jel görüntüleri daha sonra değerlendirilmek üzere UVP görüntüleme sistemi ile görüntüleme işlemi yapıldı ve Image J (IJ 1.45 m) programı kullanılarak çalışılan genlerin ekspresyon düzeyleri ölçüldü.

3.11. Biyokimyasal Testler

Deney sonunda sıçanlardan intrakardiyak yöntemle EDTA ve biyokimya tüplerine sırasıyla 2 mL ve 3 mL kan alındı. Biyokimya tüpüne alınan kanlar pıhtılaşmanın tam gerçekleşmesi için oda sıcaklığında 30 dk süreyle bekletildi. Pıhtılaşma sonrası 4000 rpm de 10 dk süreyle +4 c santrifüj edildi. Elde edilen serum numuneleri porsiyonlara ayrılarak çalışma günü gelinceye kadar -80 c de saklandı.

EDTA'lı tüplere alınan kanlardan aynı gün tam kan ve retikulosit sayımları Becman Coulter LH780 cihazında gerçekleştirildi.

Fe parametresi Architech c16000 otoanalizöründe spektrofotometrik olarak çalışıldı. Diğer biyokimyasal parametrelerden EPO, IL-6 ve sTfR (R&D systems Europe, Ltd., UK.) düzeyleri Sandwich Enzyme Linked Immunosorbent Assay (ELISA) yöntemi ile, serum Transferrin (Assaypro LLC., Missouri, USA.) ve hepsidin (EIAab Science Co., Ltd., Wuhan, CHINA) düzeyleri kantitatif immünassay teknik ile ELx 800 (Biotek İnc, USA) cihazında çalışıldı.

3.12.İstatistiksel Değerlendirmeler

Gen ifadesi ve biyokimyasal sonuçlarının istatistiksel değerlendirilmesi için 'Graphpad Prism 5' istatistik programı kullanılmıştır **(GraphPad Software, ABD).** Elde edilen gen ifade düzeylerinden *BMP6* ve *GDF15*'in kantitatif değerleri çift yönlü non-parametrik wilcoxon testiyle, *HJV'nin* kantitatif *değerleri ise* çift yönlü bağımlı student t testiyle değerlendirilmiştir. Biyokimyasal parametrelerden Fe, Tfr ve trombositin kantitatif değerleri çift yönlü non-parametrik test (Mann-Whitney U testi), diğer parametreler ise çift yönlü bağımsız student t testiyle değerlendirilmiştir. P değerinin 0.05'den küçük olması istatistiksel olarak anlamlı kabul edildi.

4. BULGULAR

Bu çalışmada kontrol ve İ/R yapılmak üzere 2 gruba ayrılmış toplam 20 sıçanda renal İ/R modeli oluşturuldu. Daha sonra çıkarılmış böbrek dokularından elde edilen RNA ve bu RNA'lardan elde edilen cDNA örnekleri ile *BMP6*, *GDF-15* ve *HJV* olmak üzere 3 gen bölgesinin gen ifade düzeylerine RT-PCR tekniği ile bakıldı. Ayrıca sıçanlardan alınan kan örneklerinden tam kan sayımı (Hgb, RBC, trombosit), demir (Fe), Ret %, Tfr, sTfR, Eritropoetin, IL-6 ve hepsidin biyokimyasal parametrelerinin değerlerine bakıldı.

Elde edilen böbrek dokularının ayrıca genel histolojik değerlendirilmesi için ise 5 basamaklı bir derecelendirilme kullanılarak skorlanması yapıldı.

4.1. Gen İfadesi Sonuçları

RT-PCR sonucu agaroz jelde yürütülen her gene ait sonuçların bilgisayarda ölçümü sonrası yapılan istatistikî analize göre çalışılan üç genden *BMP6 (p=0.118)*, *GDF-15(p=0.065)* ve *HJV (p=0.272)* genlerinde anlamlılık görülmemiştir (Tablo 11.).

Tablo 11. Çalışılan üç genin gen ifadesi sonuçlarının istatistiki verileri (Genetik analizlerde, iskemi grubundaki sıçanlarda iskemi yapılan sol böbrek ile aynı sıçanın iskemi yapılmayan sağ böbreği kontrol alınarak karşılaştırılmıştır.)

GEN	GRUP	Ortalama	Standart Sapma	P
BMP-6	İskemi Kontrol böbrek (Non-iskemi=sağ böbrek)	0.257	±0.309	
	İskemik böbrek (sol böbrek)	0.370	±0.317	**0.420**
GDF-15	İskemi Kontrol böbrek (Non-iskemi=sağ böbrek)	0.420	±0.379	
	İskemik böbrek (sol böbrek)	0.660	±0.202	**0.126**

HJV	İskemi Kontrol böbrek (Non-iskemi=sağ böbrek)	0.406	0.266	
	İskemik böbrek (sol böbrek)	0.454	0.227	**0.673**

BMP-6 geninin gen ifadesinin kontrol iskemi (Non-iskemi=sağ böbrek) grubuyla karşılaştırıldığında İskemi (sol böbrek) grubunda istatistiksel olarak anlamlılık görülmese de sayısal olarak arttığı görülmüştür (Tablo 11 ve Şekil 24.).

GDF-15 geninin gen ifadesinin kontrol iskemi (Non-iskemi=sağ böbrek) grubuyla karşılaştırıldığında İskemi (sol böbrek) grubunda istatistiksel olarak anlamlılık görülmese de sayısal olarak arttığı görülmüştür (Tablo 11 ve Şekil 24.).

HJV geninin gen ifadesinin kontrol iskemi (Non-iskemi=sağ böbrek) grubuyla karşılaştırıldığında İskemi (sol böbrek) grubunda istatistiksel olarak anlamlılık görülmese de sayısal olarak arttığı görülmüştür (Tablo 11 ve Şekil 24.).

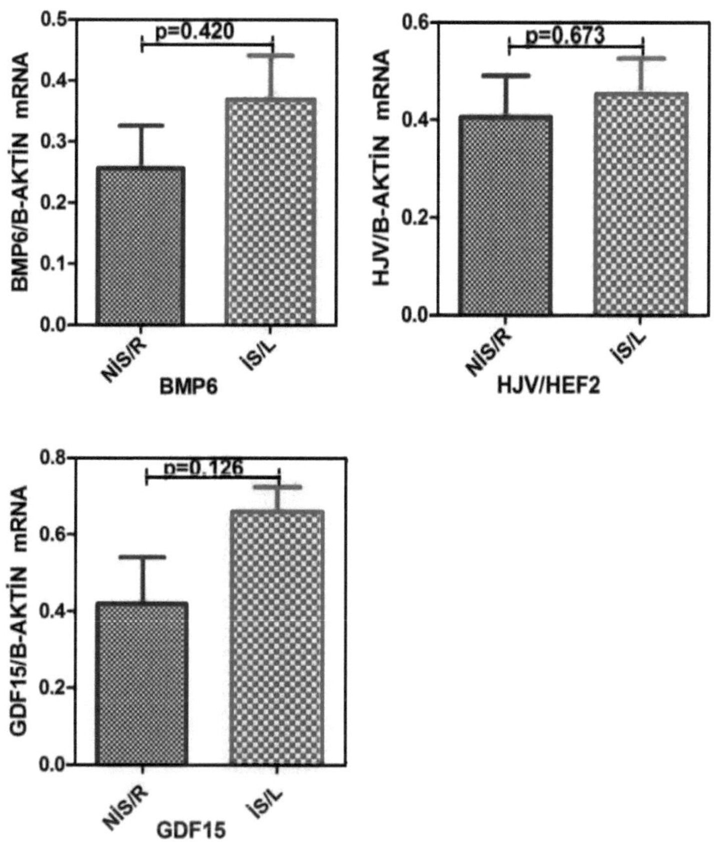

Şekil 24. Gen ifadesi düzeylerine bakılan genlerin iskemi ve non-iskemi gruplarının histogramları.

4.2. Biyokimyasal Parametre Sonuçları

Sıçanlardan alınan kan örneklerinden bakılan biyokimyasal parametrelerden Hgb (p=0.593), RBC (p=0.842), demir (Fe) (p=0.364), Ret % (p=0.402), Tfr (p=0.849), sTfR (p=0.895), Eritropoetin (p=0.283), IL-6 (p=0.111) ve hepsidin (p=0.149) değerlerinin yapılan istatistikî analize göre anlamlılık görülmemiştir. Trombosit (p=0.043) değerinde istatistiki olarak anlamlılık görülmüştür (Tablo 12).

Tablo 12. Çalışılan biyokimyasal parametrelerin sonuçlarının istatistiki verileri.

Parametreler	GRUP	Ortalama	Standart Sapma	P
Hepsidin	Kontrol Grubu	139.5	±33.48	
	İ/R Grubu	167.2	±47.60	**0.149**
Transferrin (Tfr)	Kontrol Grubu	0.985	±0.106	
	İ/R Grubu	1.045	±0.203	**0.849**
IL-6	Kontrol Grubu	6.169	±1.914	
	İ/R Grubu	7.432	±1.426	**0.111**
Eritropoetin (Epo)	Kontrol Grubu	102.4	±14.88	
	İ/R Grubu	111.5	±21.40	**0.283**
Trombosit	Kontrol Grubu	549.1	±304.9	
	İ/R Grubu	749.2	±159.4	**0.043***
Hemoglobin (Hgb)	Kontrol Grubu	12.18	±0.518	**0.593**
	İ/R Grubu	11.98	±1.041	
Demir (Fe)	Kontrol Grubu	130.5	±25.86	**0.364**
	İ/R Grubu	118.1	±23.49	
sTfR	Kontrol Grubu	6.36	±1.569	**0.895**
	İ/R Grubu	6.25	±1.886	

Eritrosit (RBC)	Kontrol Grubu	6.92	±0.562	**0.842**
	İ/R Grubu	6.87	±0.521	
Retikülosit (Ret %)	Kontrol Grubu	4.27	±1.162	**0.402**
	İ/R Grubu	3.83	±1.153	

***(p< 0.05)**

Serumda seviyelerine bakılan biyokimyasal parametlerden Hepsidin, Epo, IL-6 ve Tfr'nin kontrol grubuyla karşılaştırıldığında İ/R grubunda istatistiksel olarak anlamlılık görülmese de sayısal olarak arttığı görülmüştür (Tablo 12 ve Şekil 25).

Trombosit seviyelerinde kontrol grubuyla karşılaştırıldığında İ/R grubunda istatistiksel olarak anlamlı bir artış görülmüştür (Tablo 12 ve Şekil 25).

Serumda seviyelerine bakılan biyokimyasal parametlerden demir (Fe), Hgb, RBC, sTfR ve Ret % seviyelerinin kontrol grubuyla karşılaştırıldığında İ/R grubunda istatistiksel olarak anlamlılık görülmese de sayısal olarak azaldığı görülmüştür (Tablo 12 ve Şekil 25).

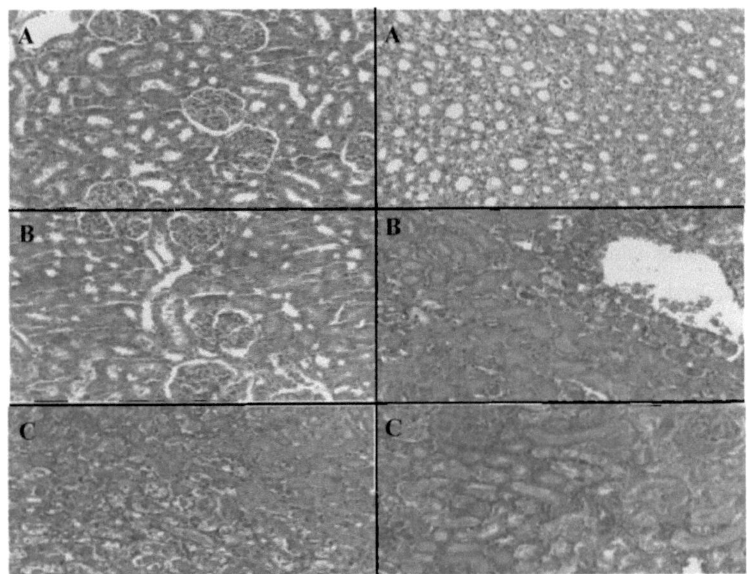

Resim 6. Çalışılan Grupların histopatoloji görüntüsü x100 (A: Kontrol Grubu, B: İ/R grubu Non-iskemik sağ böbrek, C: İ/R grubu iskemik sol böbrek).

5. TARTIŞMA

Çalışmamızda, sıçanlarda renal İ/R modeli (60 dk. İskemi- 48 saat reperfüzyon) yapılarak böbrek fonksiyon bozukluğu ve İ/R sonucu demir metabolizmasının düzenlenmesinden sorumlu hepsidin ve hepsidinle ilişkili biyokimyasal parametlerin [tam kan sayımı (RBC, Hgb, trombosit), eritropoetin seviyesi, retikülosit sayımı, demir (Fe), transferrin, solubl transferrin reseptörü ve IL-6] serumdaki seviyeleri ile hepsidin regülasyonunda rol alan *BMP6, HJV/HFE2* ve *GDF15* genlerinin ekspresyonları moleküler açıdan Revers Transkriptaz PCR (RT-PCR) tekniği kullanılarak değerlendirilmiştir. Bununla birlikte böbrekte İ/R hasarı sonrası diğer böbrekteki uzak organ hasarı histopatolojik olarak değerlendirilmiştir.

İ/R hasarı, kalp, kas, karaciğer, akciğer, böbrek ve barsaklarda sık rastlanan ve ciddi patolojilere yol açan birçok olaya neden olur . Karaciğer ve böbrek vücutta homeostasisi düzenler ve toksik ürünlerin zararsız hale getirilip atılmasını sağlar . Böbrek veya karaciğer dokusunda oluşan hasar birbirlerini etkileyebilir. İ/R'nin başlangıçta iskemik hasara uğramayan organlar üzerine de yıkıcı etkisi olduğu rapor edilmiştir . Böbrek kan akımının azalması veya durması sonucu oluşan İ/R ile birlikte kan akımının kesildiği bölgede hasar olduğu gibi, uzak organlarda da çeşitli derecelerde hasarlar meydana gelebilmektedir . Karaciğer, renal İ/R tarafından oksidatif stres etkisi altında kalıp hasara uğrayabilir ve karaciğer dokusunda lipid peroksidasyonu artabilir . İ/R'ye sebep olan hastalıkların hepsidin üretimine ve metabolizmasına olan etkisinin fizyolojik ve genetik mekanizması henüz tam olarak açıklanamamıştır. Bununla birlikte patogenezi tam olarak açıklanamayan böbrekteki İ/R hasarı, klinik önemi ve görülme sıklığı dolayısıyla halen üzerinde yoğun olarak çalışılan konudur. Böbrekteki İ/R hasarında hepsidinin nasıl bir rol üstlendiğine veya değiştiğine dair literatürde herhangi bir çalışmaya rastlamadığımızdan dolayı çalışmamızı hepsidin üzerine yoğunlaştırdık.

Hepsidinin görevi, sentezi ve demir metabolizmasındaki regülasyonuyla ilgili yakın zamana kadar birçok çalışma yapılmıştır. Bunlardan bazıları;

1) Hepsidinin çoğunlukla karaciğerden sentez edildiği, fakat az da olsa böbreklerden, kalpten, iskelet kasından ve beyinden de sentez edildiği gösterilmiştir, bununla birlikte böbreklerin sadece hepsidin sentezinde rol oynamadığı ayrıca bu peptidin atılmasında da rol oynadığı ileri sürülmüştür .

2) Kulaksız ve arkadaşlarının yaptıkları bir çalışmada memelilerin böbreğinde toplayıcı kanal ve tübüllerin epitelyal hücrelerinde intrensek peptid olarak hepsidinin üretildiğini ve idrara luminal olarak salınabildiğini rapor etmişlerdir. Böbrekte hepsidinin renal tübüler sistem içinde demir taşıyıcısı olan DMT1 (Divalan Metil Transfer 1) ile ilişkili olduğu bulunmuştur. Ayrıca hepsidinin böbrekte demir transportunun düzenlenmesinde karmaşık bir rol oynadığını ve yaptıkları RT-PCR deneysel çalışmalarında hepsidinin böbrekte intrensek olarak üretildiğini göstermişlerdir.
3) Farelere intraperitoneal hepsidin enjeksiyonu sonrasında serum demir seviyelerinin 1. saatte % 80 azalma gösterdiğini ve bu durumun 48 saatten uzun sürdüğü gösterilmiştir. Hepsidinin de ferroportin yönünden zengin organlar olan karaciğer, dalak ve proksimal duodenumda biriktiği gözlenmiştir .
4) IL-6 veya lipopolisakkarit (LPS) enjeksiyonu sonrasında 6. saatte akut faz reaktanı olarak idrarda pik değere ulaşırken, sonrasında ise düzenli bir azalma ile karşılaşılmıştır .
5) 3 günlük oral demir alımının 24 saat sonrasında üriner hepsidin miktarında şiddetli bir artış olurken sonrasında demir alımının devamına rağmen normal değerlere düşmüştür. Bu durum, idrardaki hepsidinin yüksek değerlere ulaşmasının kandan hepsidinin hızla uzaklaştırıldığını gösterirken, demir emilimindeki inhibitör etkisinin devam ettiğini göstermiştir .
6) Hepsidinin eritroid öncü hücrelerinin çoğalmalarını ve yaşam sürelerini azalttığı ve eritropezi bozduğu gösterilmiştir .
7) Beyinde 60 dk iskemi/ 24 saat reperfüzyon sonrasın serebral korteks, hipokampus ve korpus striatumta hepsidin seviyelerinin anlamlı bir artış gösterdiği bulunmuştur .
8) Sıçanlarda karaciğerde 45 dk. İskemi- 60 dk reperfüzyon sonucu hepsidin mRNA ekspresyonu ve serum hepsidin seviyesinin kontrol grubuna göre i/R grubunda anlamlı bir şekilde arttığı gösterilmiştir .
9) Sıçanlarda kalp ve karaciğerde hipoksi inflamasyon modeli yapılarak hepsidin ekspresyonu ve serumdaki seviyelerinin ve IL-6 seviyesinin anlamlı bir şekilde arttığı gösterilmiştir .
10) Sıçanlarda miyokardiyal infarktus yapılan kalpte iskemiden 6 saat sonra iskemik ve non-iskemik miyokardiyumda hepsidin mRNA ekspresyonun

arttığını fakat sonraki saatlarde hemojuvelin ekpresyonunun değişmediği gösterilmiştir. Bununla birlikte iskemiden 24 saat sonra serum hepsidin seviyesinin anlamlı bir şekilde arttığı gösterilmiştir .

11) Hipoksi aracılığıyla karaciğer ve böbrekten artmış eritropoetin üretiminin kemik iliğinde eritropoezisi indüklemesi sonucunda demir ihtiyacından dolayı hepsidin sentezinin suprese edildiği, bununla birlikte barsaklardan ve demir depolarından demirin ferroportin aracılığıyla serumdaki seviyesinin arttığı gösterilmiştir. Yine bu çalışmada HIF (hypoxia induced factor) nin hepsidini suprese edici etkisinin Epo sentezinin indüksiyonuyla birlikte olabileceği sonucuna varılmıştır. Ayrıca Epo indüksiyonun serum GDF-15 seviyesinin artışıyla ilişkili olduğu bulunmuştur .

12) Rekombinant Epo (rHuEpo) tedavisi verilen sıçanlarda eritropoezis stimülasyonun arttığı ve serum demir konsantrasyonun azaldığı bulunmuştur. Duodenumda hefastin ve DMT1 ekpresyonlarının arttığı ve buna karşılık hepatik hepsidin ekpresyonunda azalma olduğu görülmüştür. Dolayısıyla, rekombinant Epo tedavisi demir emilimini duodenumda DMT1 ve hepsidin ekspresyonunu arttırarak demir emiliminin düzenlenmesinde rol aldığı sonucuna varılmıştır .

13) Hipoksinin tek başına hepsidin sentezinin downregülasyonunu tetikleyebildiği ve 5500 m yüksekliği taklit eden hipobarik hipoksi odalarında barındırılan farelerde hepsidinin hızlı bir şekilde azaldığı gösterilmiştir. Oksijen kullanım yollarındaki enzimlerin çoğu demir bağımlıdır. Bundan dolayı hipoksi benzeri olaylarda organizmaların demir içeriğinin düşük olduğu bulunmuştur . Ayrıca, hipoksi yetişkin böbreği ve fetüs karaciğeri tarafından yapılan eritropoietin üretimi için birincil düzenleyici sinyaldir. Eritropoetinin karaciğer hepsidin gen sentezini downregüle ettiği rapor edilmiştir .

14) Hepsidin sentezinin talasemiler gibi inefektif eritropoezle giden hastalıklara eşlik eden demir yüklenmesi olan hastalıklarda azalmış olduğu bulunmuştur. Dolayısıyla hepsidin üretiminin anemi ile baskılanmasının, demir yüklenmesi ile uyarılmasına kıyasla daha güçlü bir etkiye sahip olduğu gösterilmiştir .

15) Hepsidin sentezinin inflamasyon ve enfeksiyon süresince (IL-6, IL-1, TNF artışıyla) belirgin olarak arttığı ve sonuçta serum demirinin azaldığı gösterilmiştir .

16) Subkutan turbentin (terbentin, neft yağı) enjeksiyonu ile oluşan inflamasyon sırasında, normal farelerin serum demirinde belirgin bir azalma görülürken, hepsidinden yoksun ve IL-6'dan yoksun farelerde bu cevabın kaybolduğu gözlenmiştir .

17) Eritroid proliferasyonunun derecesi sTfR düzeyi ile de değerlendirildiği ve Demir eksikliği anemisinde sTfR sayısı arttığı gösterilmiştir .

Ayrıca sTfR, Preanemik dönemde subklinik demir eksikliğinin tanımlanmasında ve eritroblastlar tarafından güçlü bir şekilde eksprese edildiğinden eritropoetik fonksiyonun tespitinde kullanıldığı için aneminin erken teşhisinde önemli bir parametre olarak kullanılabilir.

Çalışmamızda böbrekte 60 dk iskemi/ 48 saat reperfüzyondan sonra hepsidinin serumdaki seviyesinin kontrol grubuna göre İ/R grubunda istatistiksel olarak anlamlı bir artış olmamasına karşın (p=0.149) rakamsal olarak artış gösterdiğini bulduk. Hepsidinden yola çıkarak literatürde yapılan diğer çalışmaları da göz önünde bulundurarak bizim çalışmamızda;

Hepsidin artışı demirin emilimini ve depolardan plazmaya salınmasını engelleyeceğinden dolayı serum demir (Fe) seviyesinin rakamsal olarak azaldığını (p=0.364) gördük. Demir, eritropoetik aktiviteler ve hemoglobin yapımı için gerekli olduğundan, dolayısıyla demir eksikliğinde serum RBC (p=0.842), Hgb (p=0.593) ve Ret % (p=0.402) seviyelerinin de rakamsal olarak azaldığını gördük. Eritroid proliferasyon azaldığından dolayı da serumdaki sTfR (p=0.895) seviyelerinin rakamsal olarak azaldığını da gösterdik. Ancak istatistiksel olarak anlamlılık yoktur.

Serumdaki demir azaldığında hücre içine daha fazla demir taşıyabilmek için serum transferrin düzeyi arttırılır. Buna paralel olarak bizim çalışmamızda serum transferrinin (Tfr) rakamsal olarak arttığını (p=0.849) gösterdik. İ/R süresince hipoksi ve inflamasyona bağlı olarak IL-6 seviyesinin rakamsal olarak arttığını (p=0.111) ve hipoksiye bağlı olarak Epo'nun da rakamsal olarak arttığını (p=0.283) gösterdik. Bilindiği üzere Epo, RBC üretiminde merkezi rol üstlenen çoğunlukla (%90) böbrek olmak üzere karaciğerden de üretilen bir hormondur. Yukarıda açıkladığımız 2012 yılında yapılmış bir çalışmayla bizim çalışmamız ilk bakışta Epo ile hepsidin korelasyonu noktasında çelişse de hipoksi aracılığıyla karaciğer ve böbrekten artmış eritropoetin üretiminin kemik iliğinde eritropoezisi indüklemesi sonucunda demir ihtiyacından dolayı hepsidin sentezinin suprese edildiği gösterilmiştir. Fakat çalışmanın devamında eritropoezisin farmakolojik olarak inhibe edildiğinde Epo'nun hepsidin supresyonunun kısa sürdüğü ve hepsidin ekpresyonunun tekrar arttığı, dolayısıyla Epo'nun hepsidini indirekt olarak suprese ettiğini ve bunu da Epo-aracılı eritropoezis aracılığıyla etkileyebileceği belirtilmiştir. Ancak bu etkileşimin moleküler fizyolojik mekanizması halen tam olarak açıklanamamıştır.

Çalışmamızda biyokimyasal parametlerden platelet seviyesinin kontrol grubuna göre İ/R grubunda istatistiksel olarak anlamlı bir şekilde arttığını (p= 0.043) bulduk. Bunun nedeni muhtemelen İ/R hasarı sonucu 48 saat sonrasında böbreklerde var olan hasarın onarımı için renal tubuler hücrelerden salgılanan, hücresel proliferasyon ve migrasyonda önemli bir rol alan PDGF-b (platelet-derived growth factor) sayesinde olabileceğini düşündük . Çalışmamızın moleküler fizyolojik basamağında hepsidin regülasyonunda görev alan *BMP6, HJV/HFE2* ve *GDF15* genlerinin sonuçlarının açıklamasını anlaşılır bir şekilde yapabilmek için öncelikle literatürde söz konusu genlerin hepsidinle birlikte olan çalışmalarından bahsetmek istiyorum;

1) BMP'ler invitro ve invivo olarak hepsidini stimule ederken, özellikle BMP6'nın demir fazlalığı durumlarında hepsidinin stimule edilmesinde önemli rolü olduğu gösterilmiştir .
2) Hepsidin ekspresyonunun, Demir-Tfr kompleksinden başka hücre içi demir tarafından da regüle edildiği ve hücre içi demir düzenlenmesinde BMP6'nın rol aldığı düşünülmektedir. BMP6'nın mRNA ekspresyonu, 3 hafta boyunca düşük (< 3 ppm), normal (200 ppm) ve yüksek demir (8300 ppm) diyeti alan farelerde incelendiğinde diyetteki demir miktarı ile BMP6 arasında doğru orantı bulunmuştur. Ayrıca BMP6'nın direkt olarak HJV ile interaksiyona girdiği de gösterilmiştir .
3) 2012 yılında yapılan bir çalışmada BMP6 ve HJV'nin karaciğerden hepsidin sentezinde merkezi rol üstlendiği, ancak makrofajlardaki hepsidin ekspresyonundan sorumlu olmadığı gösterilmiştir .

4) 2009 yılında yapılan bir çalışmada BMP6 ekspresyonun arttırılmış farelerde karaciğerde, pankreas asiner hücrlerinde kalpte ve renal tübül hücrelerinde aşırı demir birikiminin olduğu gösterilmiştir .
5) Hipoksi aracılığıyla karaciğer ve böbrekten artmış eritropoetin üretiminin kemik iliğinde eritropoezisi indüklemesi sonucunda demir ihtiyacından dolayı hepsidin sentezinin suprese edildiği, bununla birlikte barsaklardan ve demir depolarından demirin ferroportin aracılığıyla serumdaki seviyesinin arttığı gösterilmiştir. Yine bu çalışmada HIF (hypoxia induced factor)nin hepsidini suprese edici etkisinin Epo sentezinin indüksiyonuyla birlikte olduğunda olabileceği sonucuna varılmıştır. Ayrıca Epo indüksiyonun serum GDF-15 seviyesinin artışıyla ilişkili olduğu bulunmuştur .
6) Sıçanlarda kalpte İ/R hasarı sonucu TGF-b ailesinin bir üyesi olan GDF-15'in kalp dokusunu İ/R hasarından koruduğu gösterilmiştir .
7) 2011 yılında yapılan bir çalışmada sebebi bilinen ve bilinmeyen anemik kişilerle anemisi olmayanlarda Epo, GDF-15, IL-6, hepsidin ve testosteron seviyelerine bakılmıştır. GDF-15 düzeylerinin kontrol grubuna göre nedeni bilinmeyen anemisi olan ve böbrek hastası olan kişilerde anlamlı bir şekilde arttığı görülmüştür .
8) GDF15'i çıkarılmış farelerde herhangi bir demir anomalisi görülmemekte iken yüksek doz GDF15 invitro olarak hepsidin mRNA üretimini suprese etmiştir. Bu dozların β-talesemide, konjenital diseritropoetik anemi tip 1 gibi anemilerdeki yüksek doz GDF15 ile kıyaslanabilecek düzeyde olduğu gösterilmiştir .
9) İnefektif eritropoezdeki hepsidin supresyonundan eritroid prekürsörleri tarafından oluşturulan growth differentiation factor 15 (GDF15) ve twisted gastrulation protein 1 (TWSG1) sorumlu tutulmuştur .

Literatürdeki çalışmalara paralel olarak çalışmamızda böbrekte 60 dk iskemi/ 48 saat reperfüzyondan sonra hepsidinin sentezi ve regülasyonundan sorumlu genlerden BMP6 ekspresyonunun, kontrol grubuna göre İ/R grubunda istatistiksel olarak olmamasına karşın rakamsal olarak arttığını (p=0.420) bulduk. BMP6'nın Ko-reseptörü olan HJV'nin de rakamsal olarak arttığını (p=0.673) gördük. Ancak GDF-15 ekpresyonunun hepsidin regülasyonundaki rolü literatürde de henüz tam olarak açıklanamamış olmasından dolayı istatistiksel olarak anlamlı olmamasına karşın rakamsal olarak arttığını (p=0.126) gördük. GDF15'in hepsidin supresyonuna yol açtığı düşünülmektedir. Ancak tam olarak açıklanamamıştır. Muhtemelen literatüre göre hepsidin supresyonunun sebebi yüksek eritropoetik aktivite etkisinin demir yüksekliğinin etkisine göre hepsidini daha fazla baskılamasıdır veya böbrekteki GDF-15 ekpresyonu, hipoksi (HIF), eritropoezis, Epo ve farklı tip anemilerin olduğu durumlardaki ekspresyon şiddetinin hepsidin sentezini farklı şekillerde (direkt veya indirekt) etkilemesinden kaynaklanabilir. GDF-15'in aşırı ekprese olduğu durumlarda hepsidini suprese ettiğini düşünmekteyiz. GDF15 ile hepsidin arasındaki mekanizmanın böbrekte, karaciğerde veya diğer organlarda farklı olabileceğini ve nasıl olduğunu açıklama konusunda yeni çalışmalara ihtiyaç olduğunu düşünmekteyiz.

Histopatolojik sonuçlarımıza baktığımızda alınan böbrek örneklerinin patolojik incelemesinde, fırçamsı kenar kaybı, ekstravazasyon, tubuler yapılar, tubul epitel hücrelerinde nükleus kaybı, tubuler dilatasyon ve intersitisyel lenfosit birikimi, tubuler nekroz parametreleri dikkate alınarak 0-5 arasında skorlama yapılarak normal böbrekle İ/R yapılmış böbrek karşılaştırıldı. Skorlama sonuçlarına göre İ/R sol böbrek ile kontrol grubu arasında belirgin fark olduğunu gördük. Ayrıca İ/R grubunda iskemi yaptığımız sol böbrekle non-iskemik sağ böbrek arasında da kontrol grubu kadar olmasa da histopatolojik olarak farklılıklar gördük. Dolayısıyla, Bir organda İ/R gerçekleşmesinin, uzaktaki aynı veya başka bir organda da hasara sebep olabildiğini gösteren çalışmalarla da sonuçlarımız uyumluydu. Bunun birlikte, Renal İ/R hasarının, sadece diğer böbrekle sınırlı kalmayıp beraberinde karaciğerde de hasara neden olduğu bazı araştırıcılar tarafından bildirilmiştir .

6. SONUÇLAR VE ÖNERİLER

Yapmış olduğumuz bu deneysel çalışmada demir homeostazisinin düzenlemesinde merkezi bir rol üstlenen peptid yapıda küçük bir hormon olan hepsidin ve hepsidin bağımlı biyokimyasal parametler ile birlikte bazı genlerin ekspresyonlarını değerlendirerek böbrekte İ/R hasarının kronik etkilerini araştırdık ve tartıştık. Literatürde de hepsidin ve böbrek İ/R konusunda ilk çalışma katkıda bulunacak yeterli sayıda çalışma olmamasından dolayı hepsidin mekanizmasını tam olarak açıklayamadık. Hepsidinin demir metabolizmasındaki öneminin tam olarak açıklanması ve günümüzde artış gösteren anemi, renal hastalıklar ve diğer inflamasyonla ilişkili hastalıkların tanı ve tedavisine ışık tutması amacıyla daha kapsamlı ve böbrekte İ/R hasarının hepsidin ve bağımlı biyokimyasal parametler ve genlerin arasındaki mekanizmanın akut (0. 2. 4. 6. 12. ve 24. saatler) etkilerini inceleyecek çalışmalara ihtiyaç vardır.

7. KAYNAKLAR

1. Lieu, P.T., et al., *The roles of iron in health and disease.* Mol Aspects Med, 2001; 22(1-2): p. 1-87.

2. Ganz, T., *Hepcidin in iron metabolism.* Curr Opin Hematol, 2004; 11(4): p. 251-4.

3. Atanasiu, V., B. Manolescu, and I. Stoian, *Hepcidin--central regulator of iron metabolism.* Eur J Haematol, 2007; 78(1): p. 1-10.

4. Ganz, T., *Hepcidin--a regulator of intestinal iron absorption and iron recycling by macrophages.* Best Pract Res Clin Haematol, 2005; 18(2): p. 171-82.

5. Kulaksiz, H., et al., *Pro-hepcidin: expression and cell specıfic localisation in the liver and its regulation in hereditary haemochromatosis, chronic renal insufficiency, and renal anaemia.* Gut, 2004; 53(5): p. 735-43.

6. Beutler, E., *Iron storage disease: facts, fiction and progress.* Blood Cells Mol Dis, 2007; 39(2): p. 140-7.

7. Ganz, T., *Hepcidin, a key regulator of iron metabolism and mediator of anemia of inflammation.* Blood, 2003; 102(3): p. 783-8.

8. Siemionow, M. and E. Arslan, *Ischemia/reperfusion injury: a review in relation to free tissue transfers.* Microsurgery, 2004; 24(6): p. 468-75.

9. Bilzer, M. and A.L. Gerbes, *Preservation injury of the liver: mechanisms and novel therapeutic strategies.* J Hepatol, 2000; 32(3): p. 508-15.

10. Montalvo-Jave, E.E., et al., *Factors in the pathophysiology of the liver ischemia-reperfusion injury.* J Surg Res, 2008; 147(1): p. 153-9.

11. Zimmerman, B.J. and D.N. Granger, *Reperfusion injury.* Surg Clin North Am, 1992; 72(1): p. 65-83.

12. C, B.L., S.B. Olsson, and E. Varnauskas, *Transseptal left heart catheterization: a review of 278 studies.* Clin Cardiol, 1986; 9(1): p. 21-6.

13. Paller, M.S., J.R. Hoidal, and T.F. Ferris, *Oxygen free radicals in ischemic acute renal failure in the rat.* J Clin Invest, 1984; 74(4): p. 1156-64.

14. Gueler, F., et al., *Statins attenuate ischemia-reperfusion injury by inducing heme oxygenase-1 in infiltrating macrophages.* Am J Pathol, 2007; 170(4): p. 1192-9.

15. Saba, D., Yavuz, H., ġenkaya, I., AğrıÇ, M., Dirican M,., Serdar, Z., Öztürk, H., Özer, Z., Özkan, H., *Kalsiyum dobesilatın iskelet kası iskemi–reperfüzyon hasarındakı rolü.* Turkish J Thorac and Cardiovasc Surg, 2000: p. 797-801.

16.Kadkhodaee, M., et al., *Effects of dıfferent periods of renal ischemia on liver as a remote organ.* World J Gastroenterol, 2009; 15(9): p. 1113-8.

17.Teke, Z., et al., *Activated protein C attenuates intestinal reperfusion-induced acute lung injury: an experimental study in a rat model.* Am J Surg, 2008; 195(6): p. 861-73.

18.Basım, S., *Alt ekstremitede iskemi-reperfüzyon oluşturulan ratlarda Ginkgo biloba EGB 761'in barsak anastomoz iyileşmesi üzerine etkisi*, in *Uzmanlık Tezi*. 2005: T.C.Sağlık Bakanlığı Taksim Eğitim ve Araştırma Hastanesi Genel Cerrahi Kliniği. p. 50.

19.Fadillioglu, E., et al., *Melatonin treatment against remote organ injury induced by renal ischemia reperfusion injury in diabetes mellitus.* Arch Pharm Res, 2008; 31(6): p. 705-12.

20.Weight, S.C., P.N. Furness, and M.L. Nicholson, *New model of renal warm ischaemia-reperfusion injury for comparative functional, morphological and pathophysiological studies.* Br J Surg, 1998; 85(12): p. 1669-73.

21.Yang, B., et al., *Inflammation and caspase activation in long-term renal ischemia/reperfusion injury and immunosuppression in rats.* Kidney Int, 2005; 68(5): p. 2050-67.

22.DERE, F., *Anatomi ders kitabı*. 1989: Adana. p. 655–668.

23.Moore, K., *Clinically Oriented Anatomy*, T. Satterfield, Editor. 1992: Baltimore. p. 127-242.

24.Tisher, C., *Structure and Function of Kidneys*, in *Cecil Textbook of Medicine* B.J. L Goldman, Editor. 2000: WB Saunders Company Philadelphia, Pennsylvania. p. 532-539.

25.Odar, İ., *Anatomi ders kitabı*. 1986, Hacettepe Taş Kitapçılık Ltd. Şti.: Ankara. p. 230–277.

26.Todd R. Olson, W.P., *A.D.A.M Student Atlas of Anatomy*, in *2nd edition*. 2008.

27.Valerie C. Scanlon, T.S., *Essentials of Anatomy and Physiology* in *5th edition*. 2007: p. p.422.

28.Rodney A. Rhoades, G.A.T., *Medical Pphysiology*, in *2nd edition*. 2003; p.379.

29.Vander, e.a., *Human Physiology*, in *The Mechanism of Body Function, Eighth Edition*. 2011: p.508

30.L.Carlos Junqueria, J.C., Robert O. Kelley, *Basic Histology*. 1998: p. 359-373.

31.F.GANONG, W., *Ganong's Review of Medical Physiology*, in *24th Edition*. 2012.

32.Guyton AC, H.J., *Urine Formation by the Kidneys: I. Glomerular Filtration, Renal Blood Flow, and Their Control*, in *Textbook of Medical Physiology*. 1996, WB Saunders Company: Philadelphia, Pennsylvania p. 315-330.

33.Welbourn, C.R., et al., *Pathophysiology of ischaemia reperfusion injury: central role of the neutrophil.* Br J Surg, 1991; 78(6): p. 651-5.

34.Şener, G., Yeğen B.Ç., *iskemi reperfüzyon hasarı.* Klinik Gelişim, 2009; 22 (3): p. 5-13.

35.Kandilci, H.B., Gümüşel, B., *Akciğerlerde iskemi-reperfüzyon hasarı ve iskemik önkoşullama.* Hacettepe Üniversitesi, Eczacılık Fakültesi Dergisi, 2005; 25: p. 35-49.

36.Robins SL, K.V., Cotran SR *Temel Patoloji*. 1992: Çeviri: U. Çevikbaş. p. 3-24.

37.Kumar V, C.R., Robbins SL, *Basic Pathology*, in *6th edition*. 2000: p. 6-10, 30-36.

38.Best, B. *Ischemia and Reperfusion Injury in Cryonics*. [cited; Available from: www.benbest.com/cryonics/ischemia.html, 29.11.2012.

39.Sakon M, A.H., Umeshita K, Monden M., *İschemia-reperfusion injury of the liver with special reference to calcium-depended mechanism.* Surgery Today, 2002; 32: p. 1-12.

40.McMichael M, M.M., *Ischemia–reperfusion injury pathophysiology part I.* J Vet Emerg Crit Care 2004, 2004; 14: p. 231-41.

41.Grace, P., *Ischemia-reperfusion injury.* Br J Surg, 1994; 81: p. 637-47.

42.Kılınç, K., *Oksijen radikalleri: üretilmeleri, fonksiyonları ve toksik etkileri.* Biyokimya Dergisi, 1985; 2: p. 60-89.

43.Günel E, Ç.F., Çağlayan O, Dilsiz A ve ark., *Treatment of intestinalreperfusion injury using antioxidative agents.* J Pediatr Surg, 1998; 33: p. 1536-39.

44.Oostenbrug GS, M.R., Hardeman MR ve ark. , *Exercise performance, red blood cell deformability, and lipid peroxidation: effects of fish oil and vitamin E* J Appl Physiol 1997; 83: p. 746-52.

45.Schoenberg MH, B.H., *Reperfusion injury after intestinal ischemia.* Crit Care Med, 1993; 21: p. 1376-86.

46.Cebeci, O.Ö., *Ratlarda böbrek iskemi-reperfüzyon hasarının erken döneminde sildenafil sitratin etkinliği*, in *Uzmanlık Tezi*. 2007, T.C. Sağlik Bakanlığı Ankara Eğitim ve Araştırma Hastanesi Üroloji Kliniği. p. 51.

47.Ergün, Y., *Çizgili kas iskemi-reperfüzyon hasarı ve nitrik oksit ile ilişkisi,*. 2006; 15: p. 133.

48.Türkyılmaz, Z., *Karaciğer iskemi-reperfüzyon zedelenmesinde pentoksifilin, dimetilsülfoksit ve ekzojen melatoninin koruyucu etkilerinin karşılaştırılması.*, in 2003; Trakya Ünv. Tıp Fak.: Edirne:.

49.Parks, D.A. and D.N. Granger, *Contributions of ischemia and reperfusion to mucosal lesion formation.* Am J Physiol, 1986; 250(6 Pt 1): p. G749-53.

50.Udassin, R., A. Vromen, and Y. Haskel, *The time sequence of injury and recovery following transient reversible intestinal ischemia.* J Surg Res, 1994; 56(3): p. 221-5.

51.Lewis, M.S., et al., *Hydrogen peroxide stimulates the synthesis of platelet-activating factor by endothelium and induces endothelial cell-dependent neutrophil adhesion.* J Clin Invest, 1988; 82(6): p. 2045-55.

52.Özçelik N, D.V., Pekmezci S., *Mezenter iskemi reperfüzyon hasarının önlenmesinde Allopurinol, Süperoksit Dismutaz ve Dimetil sülfoksitin etkisi.* Kolon rektum dergisi, 1993; 3: p. 10-2.

53.Otamiri, T., *Oxygen radicals, lipid peroxidation, and neutrophil infiltration after small-intestinal ischemia and reperfusion.* Surgery, 1989; 105(5): p. 593-7.

54.Dillon, J.J., S.H. Grossman, and W.F. Finn, *Effect of oxypurinol on renal reperfusion injury in the rat.* Ren Fail, 1993; 15(1): p. 37-45.

55.Huet, F., J.B. Gouyon, and J.P. Guignard, *Prevention of hypoxemia-induced renal dysfunction by perindoprilat in the rabbit.* Life Sci, 1997; 61(22): p. 2157-65.

56.Bonventre, J.V., *Mechanisms of ischemic acute renal failure.* Kidney Int, 1993; 43(5): p. 1160-78.

57.Noiri, E., et al., *Cyclic RGD peptides ameliorate ischemic acute renal failure in rats.* Kidney Int, 1994; 46(4): p. 1050-8.

58.Koç M, A.H., Odabası Z, Akoglu E. , *İskemik ve toksik akut tübüler nekroz patofizyolojisi.* Türk Nefroloji Diyaliz ve Transplantasyon Dergisi/Office Journal of the Turkish Association, 2006; 15: p. 13-24.

59.Brezis, M. and S. Rosen, *Hypoxia of the renal medulla--its implications for disease.* N Engl J Med, 1995; 332(10): p. 647-55.

60.Friedewald, J.J. and H. Rabb, *Inflammatory cells in ischemic acute renal failure.* Kidney Int, 2004; 66(2): p. 486-91.

61.Slater, T.F., *Free-radical mechanisms in tissue injury.* Biochem J, 1984; 222(1): p. 1-15.

62.Çavdar C, S.A., Çamsarı T., *Hastalıkların patogenez ve tedavisinde reaktıf oksijen partikülleri ve antioksidanlar.* Türk Nefroloji Diyaliz ve Transplantasyon Dergisi/Office Journal of the Turkish Association, 1997; 3-4: p. 96-101.

63.Chamoun F, B.M., O' Donnel M, Rabb H., *Pathophysiologic role of selectins and their ligands in ischemia reperfusion injury.* Front. Bioscience, 2000; 5: p. 103-09.

64.Kelly, K.J., et al., *Antibody to intercellular adhesion molecule 1 protects the kidney against ischemic injury.* Proc Natl Acad Sci U S A, 1994; 91(2): p. 812-6.

65.Sherwood, R.A., M.J. Pippard, and T.J. Peters, *Iron homeostasis and the assessment of iron status.* Ann Clin Biochem, 1998; 35 (Pt 6): p. 693-708.

66.Andrews N, U., CK. ,Fleming, MD, *Disorders of iron metabolism and sideroblastic anemia*, in *Hematology of Infancy and Childhood*, O.S.H. Nathan DG, Editor. 2009, WB Saunders: Philadelphia. p. 521-70.

67.Carpenter, C.E. and A.W. Mahoney, *Contributions of heme and nonheme iron to human nutrition.* Crit Rev Food Sci Nutr, 1992; 31(4): p. 333-67.

68.Ünüsan N., *Okulöncesi dönem çocuklarında demirin önemi ve bilişsel davranış üzerine etkisi.* M.Ü. Atatürk Eğitim Fakültesi Eğitim Bilimleri Dergisi, 2003; 17: p. 87-98.

69.Zoller, H., et al., *Duodenal cytochrome b and hephaestin expression in patients with iron deficiency and hemochromatosis.* Gastroenterology, 2003; 125(3): p. 746-54.

70.Fleming, R.E. and B.R. Bacon, *Orchestration of iron homeostasis.* N Engl J Med, 2005; 352(17): p. 1741-4.

71.Edison, E.S., A. Bajel, and M. Chandy, *Iron homeostasis: new players, newer insights.* Eur J Haematol, 2008; 81(6): p. 411-24.

72.McKie, A.T., et al., *A novel duodenal iron-regulated transporter, IREG1, implicated in the basolateral transfer of iron to the circulation.* Mol Cell, 2000; 5(2): p. 299-309.

73.Hagar, W., E.C. Theil, and E.P. Vichinsky, *Diseases of iron metabolism.* Pediatr Clin North Am, 2002; 49(5): p. 893-909.

74.Ünal S, Y.S., *Demir Eksikliği Anemisi.* Katkı Pediatri Dergisi, 2004; 16: p. 327-345.

75.Simovich, M., et al., *Localization of the iron transport proteins Mobilferrin and DMT-1 in the duodenum: the surprising role of mucin.* Am J Hematol, 2003; 74(1): p. 32-45.

76.Breuer, W., et al., *Desferrioxamine-chelatable iron, a component of serum non-transferrin-bound iron, used for assessing chelation therapy.* Blood, 2001; 97(3): p. 792-8.

77.Chua, A.C., et al., *The regulation of cellular iron metabolism.* Crit Rev Clin Lab Sci, 2007; 44(5-6): p. 413-59.

139.Silvestri, L., A. Pagani, and C. Camaschella, *Furin-mediated release of soluble hemojuvelin: a new link between hypoxia and iron homeostasis.* Blood, 2008. 111(2): p. 924-31.

140.Silvestri, L., et al., *Defective targeting of hemojuvelin to plasma membrane is a common pathogenetic mechanism in juvenile hemochromatosis.* Blood, 2007; 109(10): p. 4503-10.

141.Camaschella, C., *BMP6 orchestrates iron metabolism.* Nat Genet, 2009; 41(4): p. 386-8.

142.Ramsay, A.J., et al., *The type II transmembrane serine protease matriptase-2--identification, structural features, enzymology, expression pattern and potential roles.* Front Biosci, 2008; 13: p. 569-79.

143.Lee, D.H., et al., *Neogenin inhibits HJV secretion and regulates BMP-induced hepcidin expression and iron homeostasis.* Blood. 115(15): p. 3136-45.

144.Ganz, T. and E. Nemeth, *Regulation of iron acquisition and iron distribution in mammals.* Biochim Biophys Acta, 2006; 1763(7): p. 690-9.

145.Morley, J.J. and I. Kushner, *Serum C-reactive protein levels in disease.* Ann N Y Acad Sci, 1982; 389: p. 406-18.

146.Gauldie, J., et al., *Interferon beta 2/B-cell stimulatory factor type 2 shares identity with monocyte-derived hepatocyte-stimulating factor and regulates the major acute phase protein response in liver cells.* Proc Natl Acad Sci U S A, 1987; 84(20): p. 7251-5.

147.Ganz, T., *Hepcidin and its role in regulating systemic iron metabolism.* Hematology Am Soc Hematol Educ Program, 2006: p. 29-35, 507.

148.Flanagan, J.M., et al., *In vivo imaging of hepcidin promoter stimulation by iron and inflammation.* Blood Cells Mol Dis, 2007; 38(3): p. 253-7.

149.Nemeth, E., et al., *Hepcidin, a putative mediator of anemia of inflammation, is a type II acute-phase protein.* Blood, 2003; 101(7): p. 2461-3.

150.Wrighting, D.M. and N.C. Andrews, *Interleukin-6 induces hepcidin expression through STAT3.* Blood, 2006; 108(9): p. 3204-9.

151.Uysal Z., *Hepsidin ve demir metabolizması*, in *33. ulusal hematoloji kongresi.* 2007, 6. Hematoloji İlk Basamak Kursu Eğitim Kitabı.: Ankara. p. 17-19.

152.Lee, P., et al., *Regulation of hepcidin transcription by interleukin-1 and interleukin-6.* Proc Natl Acad Sci U S A, 2005; 102(6): p. 1906-10.

153.Başol G, B.B., Bozdemir AE., *Demir Homeostazının Yeni Düzenleyicisi Hepsidin.* Türk Klinik Biyokimya Dergisi, 2007; 5(3):: p. 117-125.

154.Stoian, I., et al., *IL-6 - STAT-3 - hepcidin: linking inflammation to the iron metabolism.* Rom J Intern Med, 2007; 45(3): p. 305-9.

155.Wrighting DM, A.H., Lichtman., *Cellular and Molecular Immunology 5th edition.* 2003, Sounders. p. 243-275.

156.Kearney, S.L., et al., *Urinary hepcidin in congenital chronic anemias.* Pediatr Blood Cancer, 2007; 48(1): p. 57-63.

157.Andrews, N.C., *The iron transporter DMT1.* Int J Biochem Cell Biol, 1999; 31(10): p. 991-4.

158.Dey, R. and S.C. Datta, *Leishmanial glycosomes contain superoxide dismutase.* Biochem J, 1994; 301 (Pt 2): p. 317-9.

159.Singh, P.K., et al., *A component of innate immunity prevents bacterial biofilm development.* Nature, 2002; 417(6888): p. 552-5.

160.Yang, D., et al., *Multiple roles of antimicrobial defensins, cathelicidins, and eosinophil-derived neurotoxin in host defense.* Annu Rev Immunol, 2004; 22: p. 181-215.

161.Andrews, N.C., *Anemia of inflammation: the cytokine-hepcidin link.* J Clin Invest, 2004; 113(9): p. 1251-3.

162.Pak, M., et al., *Suppression of hepcidin during anemia requires erythropoietic activity.* Blood, 2006; 108(12): p. 3730-5.

163.Tanno, T., et al., *High levels of GDF15 in thalassemia suppress expression of the iron regulatory protein hepcidin.* Nat Med, 2007; 13(9): p. 1096-101.

164.Tanno, T., et al., *Identification of TWSG1 as a second novel erythroid regulator of hepcidin expression in murine and human cells.* Blood, 2009; 114(1): p. 181-6.

165.Nemeth, E. and T. Ganz, *Hepcidin and iron-loading anemias.* Haematologica, 2006; 91(6): p. 727-32.

166.Nicolas, G., et al., *Severe iron deficiency anemia in transgenic mice expressing liver hepcidin.* Proc Natl Acad Sci U S A, 2002; 99(7): p. 4596-601.

167.Andrews, N.C., *Forging a field: the golden age of iron biology.* Blood, 2008; 112(2): p. 219-30.

168.Braliou, G.G., et al., *2-Oxoglutarate-dependent oxygenases control hepcidin gene expression.* J Hepatol, 2008; 48(5): p. 801-10.

169.Choi, S.O., et al., *ROS mediate the hypoxic repression of the hepcidin gene by inhibiting C/EBPalpha and STAT-3.* Biochem Biophys Res Commun, 2007; 356(1): p. 312-7.

170.De Domenico, I., D. McVey Ward, and J. Kaplan, *Regulation of iron acquisition and storage: consequences for iron-linked disorders.* Nat Rev Mol Cell Biol, 2008; 9(1): p. 72-81.

171.Harrison-Findik, D.D., *Role of alcohol in the regulation of iron metabolism.* World J Gastroenterol, 2007; 13(37): p. 4925-30.

172.Lakhal, S., et al., *Regulation of growth differentiation factor 15 expression by intracellular iron.* Blood, 2009; 113(7): p. 1555-63.

173.Miura, K., et al., *Hepatitis C virus-induced oxidative stress suppresses hepcidin expression through increased histone deacetylase activity.* Hepatology, 2008; 48(5): p. 1420-9.

174.Pinto, J.P., et al., *Erythropoietin mediates hepcidin expression in hepatocytes through EPOR signaling and regulation of C/EBPalpha.* Blood, 2008; 111(12): p. 5727-33.

175.Piperno, A., et al., *Hepcidin modulation in human diseases: from research to clinic.* World J Gastroenterol, 2009; 15(5): p. 538-51.

176.Silvestri, L., et al., *The serine protease matriptase-2 (TMPRSS6) inhibits hepcidin activation by cleaving membrane hemojuvelin.* Cell Metab, 2008; 8(6): p. 502-11.

177.Tamary, H., et al., *Elevated growth differentiation factor 15 expression in patients with congenital dyserythropoietic anemia type I.* Blood, 2008; 112(13): p. 5241-4.

178.Panichi, V., et al., *C reactive protein in patients with chronic renal diseases.* Ren Fail, 2001; 23(3-4): p. 551-62.

179.Allen, D.A., et al., *Inhibition of CFU-E colony formation in uremic patients with inflammatory disease: role of IFN-gamma and TNF-alpha.* J Investig Med, 1999; 47(5): p. 204-11.

180.Aoki, C.A., et al., *Liver hepcidin mRNA correlates with iron stores, but not inflammation, in patients with chronic hepatitis C.* J Clin Gastroenterol, 2005; 39(1): p. 71-4.

181.Bulut A., D.T., Cengiz B., Tutar E., Öztuzcu S., Bahar A.Y., Demiryürek Ş., Düşmez D., Dağlı Ş., Bağcı C., *Molecular Analysis of Smad-1, Bmp-2, Bcl-Xl and Caspase-3 Genes in Renal Ischemia-Reperfusion Model in Rats.*, in *The Federation of European Physiological Societies (FEPS), Istanbul.* 2011.

182.Walker, L.M., et al., *Evidence for peroxynitrite formation in renal ischemia-reperfusion injury: studies with the inducible nitric oxide synthase inhibitor L-N(6)-(1-Iminoethyl)lysine.* J Pharmacol Exp Ther, 2000; 295(1): p. 417-22.

183.Kong, W.N., et al., *Effect of erythropoietin on hepcidin, DMT1 with IRE, and hephaestin gene expression in duodenum of rats.* J Gastroenterol, 2008; 43(2): p. 136-43.

184.Goss, J.A., et al., *Ischemia-reperfusion of rat liver modulates hepcidin in vivo expression.* Liver Transpl, 2005; 11(7): p. 800-6.

185.Simonis, G., et al., *The iron-regulatory peptide hepcidin is upregulated in the ischemic and in the remote myocardium after myocardial infarction.* Peptides. 31(9): p. 1786-90.

186.Liu, Q., et al., *Hypoxia-inducible factor regulates hepcidin via erythropoietin-induced erythropoiesis.* J Clin Invest 2012; December.

187.Takikita-Suzuki, M., et al., *Activation of Src kinase in platelet-derived growth factor-B-dependent tubular regeneration after acute ischemic renal injury.* Am J Pathol, 2003; 163(1): p. 277-86.

188.Wu, X., et al., *Hepcidin Regulation by BMP Signaling in Macrophages Is Lipopolysaccharide Dependent.* PLoS One. 2012; 7(9): p. e44622.

189.Meynard, D., et al., *Lack of the bone morphogenetic protein BMP6 induces massive iron overload.* Nat Genet, 2009; 41(4): p. 478-81.

190.Kempf, T., et al., *The transforming growth factor-beta superfamily member growth-differentiation factor-15 protects the heart from ischemia/reperfusion injury.* Circ Res, 2006; 98(3): p. 351-60.

191.Waalen, J., et al., *Erythropoietin, GDF15, IL6, hepcidin and testosterone levels in a large cohort of elderly individuals with anaemia of known and unknown cause.* Eur J Haematol. 87(2): p. 107-16.

192.Golab, F., et al., *Hepatic changes during various periods of reperfusion after induction of renal ischemia in rats.* Transplant Proc, 2009; 41(7): p. 2749-50.

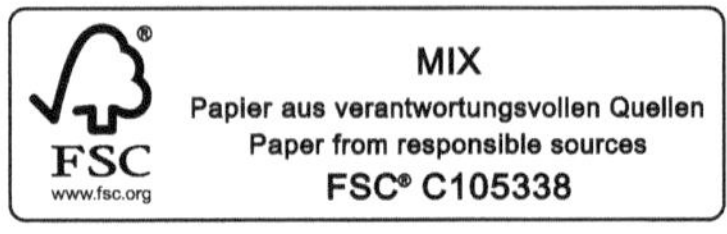

Printed by Books on Demand GmbH, Norderstedt / Germany